ZHONGLIU MIANYI ZHILIAO GUIFAN YU BINGLI FENXI

肿瘤免疫治疗规范 与病例分析

王宝成　伍　钢◎主审
董晓荣　杨坤禹　张　涛　王　俊◎主编

长江出版传媒　Ⓚ湖北科学技术出版社

图书在版编目（CIP）数据

肿瘤免疫治疗规范与病例分析 / 董晓荣等主编 . —武汉：湖北
科学技术出版社 , 2024.10

ISBN 978-7-5706-3293-0

Ⅰ . ①肿…　 Ⅱ . ①董…　 Ⅲ . ①肿瘤免疫疗法－病案
Ⅳ . ① R730.51

中国国家版本馆 CIP 数据核字（2024）第 105283 号

策　　　划：冯友仁	责任校对：童桂清
责任编辑：张荔菲	封面设计：张子容

出版发行：湖北科学技术出版社
地　　　址：武汉市雄楚大街 268 号（湖北出版文化城 B 座 13—14 层）
电　　　话：027-87679468　　　　　　　　　　　　　　邮　　编：430070

印　　　刷：武汉科源印刷设计有限公司　　　　　　　　邮　　编：430299

889×1194　　　　1/16	8.5 印张　　　　241 千字
2024 年 10 月第 1 版	2024 年 10 月第 1 次印刷
定　　价：128.00 元	

《肿瘤免疫治疗规范与病例分析》
编　委　会

P 前言
Preface

免疫治疗已成为治疗肿瘤的关键手段之一，相较于靶向治疗，同一种免疫治疗药物的抗瘤谱更广，但对于绝大多数患者来讲，单用免疫治疗的效果并不理想，需要与其他治疗方法联合应用，由此产生了许多临床上亟待解决的问题。本书致力于深入浅出地讲解肿瘤免疫治疗的基本原理、最新进展及临床应用中大家关注的问题。我们希望通过系统地梳理和解读最新的研究、临床实践及肿瘤免疫治疗的典型病例，为读者提供有关肿瘤免疫治疗的全面、实用的指导。

本书的特点在于实践性。我们不仅从基础科学的角度解释了肿瘤免疫的机制，还详细介绍了多种肿瘤免疫治疗策略的优缺点及实施要点。同时，通过分析真实的临床病例，我们展示了如何将这些理论知识应用于实践，解决实际问题。

本书的编写团队由来自全国知名肿瘤医院和研究所的中青年专家组成，他们以丰富的临床经验和深厚的学术背景，全面、深入地探讨了肿瘤免疫治疗的诸多难题。我们希望本书可以为正在接受肿瘤免疫治疗的患者及其家属、从事肿瘤免疫治疗的医生和研究人员提供有价值的参考。

在编写过程中，我们尽可能地确保内容的准确性和时效性。然而，由于肿瘤免疫治疗领域的发展日新月异，本书仍然有可能未能覆盖的研究进展和临床实践。在此，恳请读者如发现任何遗漏，不吝赐教，以便我们能在再版时进行修正。我们期待本书能够助益读者见微知著，从而在临床实践中攻略有道，造福于更多的肿瘤患者。

C 目 录
ontents

第一篇　肿瘤免疫治疗总论

第二篇　肿瘤免疫治疗规范各论

第三篇　肿瘤免疫治疗应用与实践——典型病例分析

第一篇

肿瘤免疫治疗总论

第一章　免疫联合治疗策略的探索

免疫检查点抑制剂（immune checkpoint inhibitor，ICI）和过继细胞治疗（adoptive cell therapy，ACT）等免疫治疗方法的出现已经彻底改变了肿瘤治疗局面，尤其是对于转移性肿瘤，其中一些在以前被认为是无法治愈的肿瘤，如今通过免疫治疗，可使患者获得有效缓解和长期生存。然而，尽管免疫治疗可以产生持久的响应，但 ICI 单一疗法对实体瘤的应答率通常只有 20%，而且许多患者最终会产生继发性耐药。一旦免疫细胞进入肿瘤微环境，就会产生许多机制来诱导对肿瘤免疫的抵抗，包括肿瘤细胞固有因子、免疫抑制细胞和免疫抑制环境等。

目前，改善肿瘤免疫治疗的一种策略是开发生物标志物，如程序性死亡受体配体 1（programmed death ligand-1，PD-L1）可用于选择潜在的应答者或排除潜在的无应答者；另一种策略是将具有不同作用机制的药物结合起来，从而克服多种耐药机制。到目前为止，美国食品药品监督管理局（Food and Drug Administration，FDA）已经批准了几种针对不同肿瘤类型的联合治疗。更多的免疫联合放疗、化疗、靶向治疗以及免疫联合免疫治疗正在进行临床研究，主要针对免疫周期中的多种缺陷和肿瘤的内在改变，以提高抗肿瘤疗效。

第一节　免疫联合化疗

大多数化疗药物是通过直接的细胞毒性作用来发挥治疗效果的，没有考虑对免疫系统的影响。目前，化疗和免疫治疗之间的相互作用已在小鼠模型中得到了证实，对于免疫系统完整的小鼠，蒽环类药物的抗肿瘤效果有显著提高。并且，多项研究已经证实细胞毒性化疗对抗肿瘤免疫的贡献，已有一些免疫联合化疗方案获得 FDA 批准。

一、化疗增强免疫治疗的作用机制

1. 免疫原性细胞死亡

免疫原性细胞死亡（immunogenic cell death，ICD）是一种受调节的细胞死亡形式，可激活免疫活性宿主的适应性免疫反应。大量研究表明，细胞毒性化疗可诱导 ICD 并加强免疫治疗。细胞毒性化疗对肿瘤细胞的损伤会导致损伤相关分子模式（damage-associated molecular pattern，DAMP）的释放和重新定位；肿瘤细胞释放的蛋白（如 HSP 70、HSP 90 和钙网蛋白）可促进树突状细胞（dendritic cell，DC）对肿瘤细胞的吞噬作用；细胞质 DNA 和 RNA 通过 cGAS-STING 信号通路、Toll 样受体 3（Toll-like receptor 3，TLR 3）和 Toll 样受体 9（Toll-like receptor 9，TLR 9）刺激 I 型干扰素和其他促炎细胞因子的分泌等。

2. 肿瘤抗原性增强

许多常用的细胞毒性药物，如蒽环类药物、铂类药物、紫杉烷类药物，可以靶向增殖细胞的周期进程，并诱导细胞凋亡。肿瘤细胞死亡后，被抗原呈递细胞（antigen presenting cell，APC）吞噬，APC 再将肿瘤新抗原呈递给免疫细胞。

此外，其他几项研究表明，细胞毒性药物可上调抗原呈递机制。如吉西他滨可以通过增加 β_2- 微球蛋白的表达显著上调人类白细胞抗原（human leucocyte antigen，HLA）的表达，并改变 HLA-I 类上表达的肽抗原库。

3. 消耗免疫抑制细胞

已知免疫细胞的几个亚群可抑制抗肿瘤免疫。细胞毒性药物，如铂、环磷酰胺、吉西他滨和 5- 氟尿嘧啶（5-fluorouracil，5-FU），可以明显减少人类和小鼠的骨髓来源的抑制性细胞（myeloid-derived suppressor cell，MDSC）。人类调节性 T 细胞缺乏对环磷酰胺代谢转运体 ABCB1 的表达，并且比其他免疫细胞对环磷酰胺治疗更敏感。

4. 调控基因表达

除了细胞毒性药物，另一类主要的小分子药物是表观遗传调节剂。表观遗传调控，如 DNA 甲基化、组蛋白修饰、染色质重塑等，在肿瘤发生过程中起着巨大的影响作用。除了直接诱导 ICD 和刺激抗肿瘤免疫外，表观遗传调节剂和免疫治疗之间协同作用的另一个主要机制是调控基因表达。组蛋白脱乙酰酶和 DNA 甲基化酶抑制剂均被证明能上调抗原处理和呈递机制。它们还可以上调共刺激分子，如 CD80、CD86 和 ICAM-1、细胞毒性 T 淋巴细胞相关抗原 4（cytotoxic T lymphocyte-associated antigen-4，CTLA-4）、程序性死亡蛋白 -1（programmed death-1，PD-1）和 PD-L1。此外，细胞因子也可以被诱导，表观遗传调节剂可以增强对免疫治疗的反应。

5. 增强和恢复对化疗的敏感性

几项研究表明，增强免疫治疗和细胞毒性化疗是相互的。在霍奇金淋巴瘤和非小细胞肺癌（non-small cell lung carcinoma，NSCLC）中，通过 ICI 阻断疾病的进展后，可观察到对挽救性化疗的反应上升。

二、免疫联合化疗的临床进展

由于免疫治疗药物和化疗药物众多，不同的组合甚多，针对不同个体选择不同的药物进行联合治疗仍是临床上的难点。目前尚没有大型的临床头对头研究比较不同的免疫治疗药物联合不同的化疗药物的疗效，只能基于当前已有的循证医学证据来选择免疫联合化疗方案。仍有大量的免疫联合化疗临床研究正在进行，如研究不同的癌种、不同的 ICI 及不同的化疗药物组合。除此之外，免疫联合化疗带来的毒副作用累加也是临床一大痛点。研究表明，免疫联合化疗的总体毒副作用中位发生率为 84.5%，3 级以上不良事件（adverse event，AE）发生率高达 43.7%。免疫联合化疗可能增加输注反应的复杂性，造成输注反应发生率及肾脏毒性增加。深入研究免疫联合化疗的作用机制，使联合治疗发挥更大的协同效应，是未来免疫联合化疗临床研究的重要方向。

第二节　免疫联合放疗

放疗是通过放射线治疗肿瘤的一种局部治疗方式。放疗会导致肿瘤细胞内大量 DNA 损伤，使肿瘤细胞最终裂解死亡。裂解的肿瘤细胞会暴露大量肿瘤特异性抗原，进而激活一系列免疫反应，促进 T 细胞对其他肿瘤细胞的杀伤作用。放疗可以加快肿瘤特异性抗原的呈递进程，这是其发挥与免疫治疗的协同作用的关键。

在 ICI 问世以前，临床医生就发现，在少数情况下，局部放疗可以发挥全身治疗的效果。在对一些恶性肿瘤晚期多发转移患者的单个病灶进行放疗后，非照射病灶都得到了控制甚至消失，这种现象称为"远隔效应"。

一、放疗增强免疫治疗的作用机制

放疗除了可以改变局部肿瘤微环境外，还可以增强肿瘤抗原性和佐剂作用。

放疗可通过多种途径增加肿瘤抗原性。第一，与化疗类似，辐射可以诱导 MHC-I 表达并增强肿瘤抗原呈递。第二，辐射可以诱发 ICD。在 ICD 过程中，膜联蛋白 A1 增加 APC 与即将凋亡的肿瘤细胞的相互作用，而 HSP70、HSP90、HMGB1 和其他分子促进 T 细胞的摄取和肿瘤抗原呈递。第三，辐射降低了细胞表面的 CD47 表达，增强了肿瘤细胞的摄取和抗原呈递。第四，电离辐射产生的活性氧可以修饰蛋白质和 DNA 等，并增加抗原性。除了直接的 DNA 损伤外，活性氧的产生对辐射诱导的组织损伤也至关重要。

辐射对抗肿瘤免疫的另一个重要贡献是增强佐剂作用。辐射诱导的 DNA 损伤和微核 DNA 通过 cGAS-STING 信号通路激活先天性和适应性免疫反应，并上调 I 型干扰素途径的表达。除了 cGAS-STING 信号通路外，ICD、DAMP 和细胞因子的释放都可以增强佐剂作用，诱导促抗肿瘤免疫亚群的迁移，减少免疫抑制细胞，增强对肿瘤细胞杀伤的反应。

二、免疫联合放疗的临床进展

第一份显示免疫联合放疗益处的报告来自一名黑色素瘤患者的治疗过程中，该患者在使用伊匹木单抗进行临床试验时病情进展，但随后在放疗后出现了肿瘤萎缩。KEYNOTE-001 试验表明，接受帕博利珠单抗治疗的 NSCLC 患者，先前的放疗与无进展生存期（progression free survival，PFS）和总生存期（overall survival，OS）的显著改善相关。

到目前为止，多项临床研究表明，ICI 联合放疗后，临床效果有所改善。基于 III 期 PACIFIC 试验结果，度伐利尤单抗已被批准用于 III 期 NSCLC 患者同步放化疗后的维持治疗，联合度伐利尤单抗显著增加中位 PFS（17.2 个月 vs. 5.6 个月）和 OS（47.5 个月 vs. 29.1 个月）。另外，其他多种免疫治疗剂联合放疗的研究也在进行中，虽然还未结束，但一些早期报告表明，这类组合是可行的，并可能实现协同效应。

第三节　免疫联合靶向治疗

所有肿瘤都有基因组的改变。针对这些基因组改变的药物具有直接的抗肿瘤活性，并且可以比细胞毒性化疗药物诱导更强的反应。例如，在 NSCLC 患者中，对铂类药物的应答率低于 30%，但在用厄洛替尼治疗的表皮生长因子受体（epidermal growth factor receptor，EGFR）驱动突变患者中可观察到 80% 的应答率。此外，许多分子驱动因素影响恶性肿瘤免疫循环的多个环节。

一、靶向治疗增强免疫治疗的作用机制

靶向药物可以通过直接抗肿瘤活性与 ICD 消除肿瘤细胞，这样不仅可以减少免疫细胞靶向和破坏的细胞数量，还可以消除免疫抑制因素，提高免疫治疗的效果。此外，许多可导致恶性肿瘤的途径直接参与调节抗原呈递机制的表达。细胞周期蛋白依赖性激酶 4/6（cyclin-dependent kinase 4/6，CDK 4/6）信号通路在许多恶性肿瘤中通常被激活，抑制 CDK4/6 信号通路可上调 MHC 的表达。在磷脂酰肌醇 3 激酶

（phosphoinositide 3-kinase，PI3K）信号通路中也有类似的发现。

许多异常的信号活动对免疫细胞也有深远的影响。血管内皮生长因子（vascular endothelial growth factor，VEGF）和血管内皮细胞生长因子受体（vascular endothelial growth factor receptor，VEGFR）信号通路在几乎所有免疫细胞亚群中都起着关键作用。VEGFR 在活化和记忆 T 细胞上表达，VEGF-VEGFR 参与 T 细胞下游信号通路的激活，抑制 T 细胞受体（T cell receptor，TCR）依赖性激活，并抑制 T 细胞的细胞毒性活性。除调节性 T 细胞外，VEGF 还能激活 JAK2 和 STAT3 信号通路，并诱导 Gr1 + CD11b + MDSC 的累积。

除了直接的抗肿瘤活性外，许多信号通路在肿瘤微环境中具有多种功能，可以影响抗肿瘤免疫。EGFR 激活突变发生在 10% ~ 15% 的非 NSCLC 中，可上调 PD-1 和 PD-L1 的表达，从而介导免疫逃逸。类似地，PI3K/AKT 信号通路的激活可导致 PD-L1 的组成性表达和对免疫治疗的抵抗。吲哚胺 2，3- 双加氧酶（indoleamine 2,3-dioxygenase，IDO）对色氨酸分解代谢的第一步和限速步骤进行催化，而色氨酸的消耗和代谢产物的积累可产生高度的免疫抑制和耐受。它们可以抑制效应 T 细胞和自然杀伤细胞（natural killer cell，简称 NK 细胞）功能，刺激调节性 T 细胞，促进 MDSC 的扩增，并使巨噬细胞极化为免疫抑制的 M2 表型。

二、免疫联合靶向治疗的临床进展

由于许多靶向治疗药物可以直接或间接地调节免疫细胞功能，目前正在进行大量临床试验，以确定免疫联合靶向治疗的作用。其中，抗血管生成药物可能具有影响几乎所有免疫细胞亚群的最广泛的免疫调节功能。

除了抗血管生成外，几乎所有已被证明能调节免疫反应的靶向治疗目前都在与免疫治疗（主要是 ICI）联合进行试验，多项将免疫治疗与靶向 PI3K/AKT/mTOR 信号通路的药物联合的临床试验正在进行中。除了 ICI 外，与其他免疫治疗药物的联合临床试验也在进行中，如将 BTK/ITK 抑制剂与嵌合抗原受体 T 细胞治疗（chimeric antigen receptor T cell therapy，简称 CAR-T 细胞治疗）联合、将伊布替尼与个性化多肽抗肿瘤疫苗联合。

第四节　免疫联合免疫

过继细胞治疗（ACT）是将自体或异体免疫细胞转移到肿瘤患者体内，以产生抗肿瘤免疫反应。首例 ACT 是使用自体肿瘤浸润淋巴细胞（tumor infiltrating lymphocyte，TIL）对转移性黑色素瘤患者进行的。随着 CAR 技术的发展，CAR-T 细胞治疗技术的研究和临床应用加速，并取得了巨大的成功，目前 FDA 已批准了多项 CAR-T 细胞治疗。除了 CAR-T 细胞治疗，目前 CAR-NK 细胞治疗也是研究热点，多项 CAR-NK 细胞治疗临床试验正在进行中。

一、ACT 联合 ICI

在 CAR-T 细胞输注后，PD-1 上调，进而下调 CD28 共刺激信号并诱导 CAR-T 细胞功能障碍。临床前和几项临床试验均表明，PD-1/PD-L1 阻断剂和 CAR-T 联合疗法可以实现协同抗肿瘤活性。为了消除 PD-1/PD-L1 轴对 CAR-T 细胞功能的负面影响，可以通过敲除 PD-1 编码基因 *PDCD1* 对 CAR-T 细胞进行修饰。除了 PD-1/PD-L1 外，目前还有探索其他免疫抑制途径阻断的研究，例如，TGF-β 是影响肿瘤微环境中多个免疫细胞的主要免疫抑制调节因子。敲除 CAR-T 细胞中的 TGF-β 信号可增强 CAR-T 细胞增殖并增强抗肿瘤活性。

二、ACT 联合淋巴清除

在 CAR-T 细胞治疗后,携带靶抗原的恶性肿瘤复发代表着使用相同的 CAR-T 细胞进行再治疗的潜在机会。然而,在许多情况下,用相同的 CAR-T 细胞再次激发往往无法诱导应答。耐药的一个机制是患者对 CAR 产生了免疫反应。为了防止对 CAR 产生免疫反应,在 CAR-T 细胞治疗前强化淋巴细胞清除已被用于临床。此外,淋巴清除可以最大限度地减少对调节性 T 细胞的影响,减少竞争体内平衡细胞因子的其他免疫细胞,并增强 APC 的激活。

三、CAR-T 的联合

CAR-T 联合疗法的一种替代策略是将两种类型的 CAR-T 细胞与针对同一靶分子的不同结构的 CAR 结合起来,而不是使用淋巴清除来阻止消除 CAR-T 细胞的免疫反应。在这种情况下,即使在受体患者对第一类 CAR-T 细胞产生免疫反应之后,第二类 CAR-T 细胞依然可以存活并杀死肿瘤细胞。

另一种组合策略是使用针对肿瘤细胞上两种不同抗原的 CAR-T 细胞。ACT 失败的一个机制是肿瘤细胞异质性,其中一些肿瘤细胞不表达靶分子。将两种不同的分子靶向于同一肿瘤细胞可以最大限度地杀伤肿瘤细胞并减少复发。这可以通过单个 CAR 载体的串联构建来实现,或使用两种不同类型的 CAR-T 细胞进行组合,每种细胞靶向不同的抗原。

由于肿瘤的异质性和复杂的免疫抑制性肿瘤微环境,免疫治疗的单药治疗往往无法克服这些因素,导致出现应答率不高或继发性耐药。因此,免疫治疗的方向趋向于不同治疗方法之间的联合应用。

目前,FDA 已经批准了一些联合疗法来提高免疫治疗的临床疗效。随着生物标志物及免疫肿瘤学机制研究的不断深入,未来更多的包括 ACT、新型 ICI、肿瘤疫苗、放疗、化疗和靶向治疗小分子抑制剂之间的免疫组合将不断出现。肿瘤免疫治疗的未来将是真正以患者为导向的个性化联合治疗方法。

（陈景华　王俊）

参考文献

[1]CASARES N, PEQUIGNOT M O, TESNIERE A,et al.Caspase-dependent immunogenicity of doxorubicin-induced tumor cell death[J].Journal of Experimental Medicine,2006, 202(12):1691-1701.

[2]GALLUZZI L, VITALE I, AARONSON S A,et al.Molecular mechanisms of cell death: recommendations of the Nomenclature Committee on Cell Death 2018[J].Cell Death and Differentiation,2018,25(3):486-541.

[3]PATEL S A, MINN A J.Combination cancer therapy with immune checkpoint blockade: mechanisms and strategies[J].Immunity,2018,48(3):417-433.

[4]GERMANO G, FRAPOLLI R, BELGIOVINE C,et al.Role of macrophage targeting in the antitumor activity of trabectedin[J].Cancer cell,2013, 23(2):249-262.

[5]DIMELOE S, FRICK C, FISCHER M,et al.Human regulatory T cells lack the cyclophosphamide-extruding transporter ABCB1 and are more susceptible to cyclophosphamide-induced apoptosis[J].European Journal of Immunology,2015, 44(12):3614-3620.

[6]COSTANTINI A, CADRANEL J.Increased response rates to salvage chemotherapy administered

after PD-1/PD-L1 inhibitors in patients with non-small cell lung cancer[J].Journal of Thoracic Oncology,2018,13(1):106-111.

[7]ABUODEH Y, VENKAT P, KIM S.Systematic review of case reports on the abscopal effect[J].Current Problems in Cancer, 2016, 40(1):25-37.

[8]REITS E A, HODGE J W, HERBERTS C A,et al.Radiation modulates the peptide repertoire, enhances MHC class Ⅰ expression, and induces successful antitumor immunotherapy[J].Journal of Experimental Medicine, 2006, 203(5):1259-1271.

[9]YUYA Y, TAKAHIRO O, NORIYUKI O,et al.Carbon-ion beams induce production of an immune mediator protein, high mobility group box 1, at levels comparable with X-ray irradiation[J].Journal of Radiation Research, 2015(3):509-514.

[10]SPITZ D R, AZZAM E I, LI J J,et al.Metabolic oxidation/reduction reactions and cellular responses to ionizing radiation: a unifying concept in stress response biology[J].Cancer and metastasis reviews, 2004, 23(3):311-322.

[11]ANTONIA S J, VILLEGAS A, DANIEL D,et al.Overall survival with durvalumab after chemoradiotherapy in Stage Ⅲ NSCLC[J].New England Journal of Medicine, 2018, 379(24):2342-2350.

[12]JAGODINSKY J C, HARARI P M, MORRIS Z S.The promise of combining radiation therapy with immunotherapy[J].International Journal of Radiation Oncology Biology Physics, 2020,108(1):6-16.

[13]SHOM G, DECRISTO M J, WATT A C,et al.CDK4/6 inhibition triggers anti-tumour immunity[J].Nature, 2017,548(7668):471-475.

[14]BASU A, HOERNING A, DATTA D,et al.Cutting edge: Vascular endothelial growth factor-mediated signaling in human CD45RO⁺ CD4⁺ T cells promotes Akt and ERK activation and costimulates IFN-gamma production[J].Journal of Immunology, 2010, 184(2):545-549.

[15]AKBAY E A, KOYAMA S, CARRETERO J,et al.Activation of the PD-1 pathway contributes to immune escape in egfr-driven lung tumors[J].Cancer Discovery, 2013, 3(12):1355-1363.

[16]SHUANG Q, ANPING L, MING Y,et al.Recent advances on anti-angiogenesis receptor tyrosine kinase inhibitors in cancer therapy[J].Journal of hematology & oncology, 2020,12(1):27.

第二章　免疫治疗的特殊应答和疗效评价

　　免疫治疗的进展改变了多种肿瘤的治疗现状，成为继手术、放疗、化疗、靶向治疗后的另一重要肿瘤治疗支柱。这一革命性的治疗变革也带来了很多新的挑战。与传统化疗等治疗方式相比，免疫治疗具有异质性的缓解模式，导致临床上部分患者难以被归类到传统的疗效反应中，在临床实践中被称为免疫治疗的不典型缓解模式，如假性进展、延迟反应及超进展等。在上述不典型缓解模式的机制尚未明确且缺乏有效的疗效相关临床和分子生物标志物的情况下，基于影像学的评价仍然是免疫治疗中临床策略制定的重要依据。然而，新型治疗反应模式及免疫治疗本身的特点都对已建立的基于影像学的反应评估标准如实体瘤疗效评价标准提出了挑战。本章主要概述目前免疫治疗特殊应答及疗效评价的相关内容。

第一节　免疫治疗的特殊应答

一、假性进展和延迟反应

　　假性进展是指在接受免疫治疗期间，由于淋巴细胞浸润、水肿和坏死，出现肿瘤体积增大或产生新病灶，在后续的免疫治疗期间病灶缩小的现象。这与肿瘤细胞增殖导致的体积增大或新病灶出现不同，其原因可能与免疫炎性反应和延迟免疫应答有关。假性进展在不同的实体瘤中的发生率在 10% ～ 20% 之间，在恶性黑色素瘤中发生率为 2.8% ～ 9.7%，在 NSCLC 中发生率为 1.3% ～ 6.9%。不同瘤种的临床和分子生物学特性、患者的不同基线特征、不同免疫治疗药物的使用可能可以解释在不同临床试验中不完全一致的假性进展率。

　　由于特殊的作用机制，假性进展的持续时间可长达 12 周。目前常规的影像学检查难以对假性进展与真正的肿瘤细胞增殖进行有效鉴别，同时由于免疫炎性反应也可使 ^{18}F- 氟代脱氧葡萄糖（ ^{18}F-fluorode-oxyglucose，^{18}F-FDG）摄取增高，因此正电子发射计算机体层显像（positron emission tomography and computed tomography，PET/CT）在判定假性进展方面也存在一定局限性。鉴别假性进展的金标准仍然为组织病理学检查，但考虑到穿刺的有创性、可行性等因素，常常仅在特殊或必要情况下进行组织病理学检查。除影像学和组织病理学外，区别真、假性进展还有一个重要的临床特征：假性进展的患者往往没有因真性肿瘤进展而伴随的临床症状恶化。

　　有些患者在接受免疫治疗中可表现为延迟反应，即患者最初表现为病情稳定，然后在后续的随访中表现为肿瘤缓慢缩小，最终表现为持续的临床缓解或者部分缓解。延迟反应大多发生在治疗 12 周后，有些情况下可在治疗 6 个月后出现。虽然具体表现形式与假性进展不同，但延迟反应和假性进展最终都会出现延迟的肿瘤缩小。

二、超进展

　　超进展是指患者在接受免疫治疗后，病情迅速恶化、肿瘤细胞快速增殖或肿瘤负荷快速增加的现象。超进展的出现往往提示患者预后差、生存期短。2016 年，一例 54 岁的多线治疗后的 NSCLC 患者在接受纳武利尤单抗治疗 6 周后出现了显著的肿瘤增长以及淋巴和脑部的新发转移灶，这是免疫治疗中首个超进展的报道。目前在多种实体瘤中都观察到了免疫治疗后超进展现象，发生率在 4% ～ 23% 不等；联合 PD-L1 和 CTLA-4 抑制剂的治疗模式下超进展发生率较低。最初，超进展的定义是免疫治疗后肿瘤生长速率（tumor growth rate，TGR）较治疗前基线增加了 2 倍；后来，也有不同研究以肿瘤生长动力学的变化来定义；经不断完善，2019 年有学者将符合下列 5 项中的 3 项及以上的定义为超进展：① TTF 小于 2 个月；②病灶增大 50%；③出现 2 个及以上新病灶；④播散性疾病；⑤临床 ECOG 评分恶化。实际上超进展非免疫治疗所特有，回顾性研究表明，在 NSCLC 接受化疗的患者中也有超进展的发生，但发生率较免疫治疗低（5.1% vs. 13.8%）。

超进展的机制及预测因素目前仍不明确。有研究表明可能与 PD-1 阳性的调节性 T 细胞浸润、M2 巨噬细胞及免疫治疗激活的肿瘤干细胞有一定关系。*EGFR* 突变、*MDM2/MDM4* 扩增、患者年龄大于 65 岁可能与超进展的发生有关，但确切的生物标志物仍需进一步探索。临床上正确区别假性进展和超进展对于患者的后续治疗选择非常重要，除临床一般情况的变化外，有研究表明，外周血 ctDNA 中基因组不稳定数目有可能作为潜在的分子生物标志物以鉴别假性进展和超进展。

第二节　免疫治疗中影像学评价标准的演变

一、免疫相关疗效评价标准

基于免疫治疗的一些特殊应答现象，为了建立免疫治疗中统一的疗效评价标准，2009 年，Wolchok 等在 WHO 标准的基础上，提出了免疫相关疗效评价标准（immune-related response criteria，irRC）。该标准首次引入肿瘤负荷作为评估内容之一。对于首次发现的新病灶，不立即视为疾病进展（progressive disease，PD），而是将其中体积 ≥ 5mm×5mm×5mm 的归为可测量新病灶，体积不达上述标准的归为不可测量新病灶。将可测量新病灶与原有肿瘤体积之和计为总肿瘤负荷，与基线对比进行疗效评估。此外，考虑到免疫治疗中可能出现的延迟反应，irRC 要求对初始病情评价符合进展标准的患者，4 周后进行再次影像学确认后才能判定 PD。

二、免疫相关实体瘤疗效评价标准

尽管 irRC 较先前标准有所改进，特别是对新病灶的判定方面，但仍存在一定的不足，如双径测量会夸大肿瘤实际变化程度（尤其是在病灶变化很小时），而误使许多患者被归为 PD。irRC 标准还有尚未定义检查手段、待测量靶病灶过多等不足。2014 年，有研究者在欧洲肿瘤内科学会（European Society of Medical Oncology，ESMO）上提出了免疫相关实体瘤临床疗效评价标准（immune-related response evaluation criteria in solid tumors，irRECIST）。该标准采用单径测量法，并在 irRC 基础上进行了改进，对靶病灶数目及检查手段都进行了定义。和 REICST 1.1 相比，最大区别在于 irRECIST 对新病灶的处理。对于新出现的病灶不直接判定为 PD，而是将靶病灶长径总和作为总肿瘤负荷。

三、iRECIST 标准的提出

2017 年，RECIST 工作组提出对接受免疫治疗的患者可采用 iRECIST 评价标准进行疗效评估。该标准建立的初衷是在不同免疫治疗的临床试验中设立统一的标准来进行抗肿瘤疗效的分析评估。iRECIST 评价标准是 RECIST 1.1 评价标准的改进,对疗效等级前加前缀"i"来与表示免疫治疗相关,引入了未确认的疾病进展(immune unconfirmed progressive disease,iUPD)的概念。根据该标准,按 RECIST 1.1 评价标准评估为 PD 的病灶,被定义为 iUPD,需要经过 4 ~ 8 周的再次影像学评估。如果在 iUPD 基础上出现下列 3 项,则可定义为已确认的疾病进展(confirmed progressive disease,iCPD):①有其他新病灶;②可测量靶病灶总和再次增加超过 5mm;③非靶病灶增加。表 2-1 概括了 irRC、irRECIST 及 iRECIST 三个评价标准的主要特点。

表2-1　免疫疗效评价标准的特点

项目	irRC	irRECIST	iRECIST
基于何种评价体系	WHO 标准	irRC 和 RECIST 1.1	RECIST 1.1
测量方法	双径	单径	单径
可测量病灶的数量	每个器官最多 5 个病灶	最多 5 个病灶（每器官最多两个）	最多 5 个病灶（每器官最多两个）
疾病进展的定义	与基线相比增加 25%	与基线相比增加 20%	与基线相比增加 20% 为 iUPD,需经确认后评价为 iCPD
新病灶	新病灶不能定义进展;将可测量新病灶与原有肿瘤体积之和计为总肿瘤负荷	新病灶被纳入靶病灶总和中,计为总肿瘤负荷	新病灶不能定义进展;对新病灶的测量不计入总肿瘤负荷中
确认时间	4 周后	4 周后	4 ~ 8 周

随着对假性进展和延迟反应的认识,研究者提出了在临床中使用疾病进展后继续治疗(treatment beyond progression,TBP)的概念,以期让患者尽可能从持续免疫治疗中获益。然而目前对于什么样的患者应进行 TBP 尚没有定论,一般需通过多种研究综合临床信息进行评定,如未恶化的 ECOG 评分、实验室检查提示器官功能良好、没有需要紧急医学干预的局部进展及总肿瘤负荷较低。但 TBP 的效果并没有在大样本前瞻性随机对照研究中得到验证。由于假性进展的标志物尚不明确,前期研究发现,LDH 低于正常值上限、ctDNA 水平降低、ctDNA 的基因组不稳定数目及 PD-1 阳性的调节 T 细胞减少可能有助于区分假性进展和真性进展。因此,具有上述因素的患者可能更容易从 TBP 模式中获益。

四、展望

建立免疫肿瘤特异性的疗效评价标准的目的是在综合考虑免疫治疗中不典型疗效影响的前提下,有效评估免疫治疗的反应,选出正确的患者继续接受免疫治疗。上述免疫相关疗效标准目前已在一些临床研究中应用,也显示了较传统的疗效评价标准的潜在优势,但仍然面临不少挑战。特别是目前免疫相关的疗效评价标准大多应用于早期临床研究中,缺乏在Ⅲ期临床研究中进一步大量应用的验证。基于 iRECIST 的疗效评价更多被认为处于探索性阶段,尚没有基于 iRECIST 进行疗效评价的抗肿瘤药物获 FDA 批准。在具体的影像评价方法上,基于传统影像方法的检查对于肿瘤的异质性、分子生物学和生理学的复杂性等都无法做出鉴别和评估;同时由于抗肿瘤免疫治疗本身有可能导致肿瘤局部 ^{18}F-FDG 放射性摄取升高,因此,PET/CT 目前尚难以精准评价免疫治疗后的肿瘤残留。新的影像方法,包括 3D 影像、功能影像及影像组学等在免疫治疗的疗效评价方面展示出了一定的潜力。

（王立峰）

参考文献

[1]BEAVER J A, HAZARIKA M, MULKEY F,et al.Patients with melanoma treated with an anti-PD-1 antibody beyond RECIST progression: A US Food and Drug Administration pooled analysis[J].The Lancet Oncology, 2018, 19(2):229-239.

[2]NAKATA J, ISOHASHI K, OKA Y,et al.Imaging assessment of tumor response in the era of immunotherapy[J].Diagnostics, 2021, 11(6):1041.

[3]MUSHTI S L, MULKEY F, TANG S,et al.Immune response evaluation and treatment with immune checkpoint inhibitors beyond clinical progression: response assessments for cancer immunotherapy[J].Current Oncology Reports, 2020, 22(11):116.

[4]IPPOLITO D, MAINO C, RAGUSI M,et al.Immune response evaluation criteria in solid tumors for assessment of atypical responses after immunotherapy[J].World Journal of Clinical Oncology, 2021, 12(5):323-334.

[5] 胡岚萍 , 邱大胜 . 恶性肿瘤免疫治疗疗效影像学评估现状 [J]. 肿瘤防治研究 , 2021, 48(12):1118-1122.

[6]BORM F J, SMIT J, OPREA-LAGER D E,et al.Response prediction and evaluation using PET in patients with solid tumors treated with immunotherapy[J].Cancers, 2021, 13(12):3083.

第三章　肿瘤免疫治疗生物标志物的探索

免疫治疗为肿瘤患者提供了持久获益和长期生存的可能性，但仍有许多患者不能从免疫治疗中受益，单用 PD-1/PD-L1 抑制剂的有效率仅为 10%～30%，甚至部分患者会出现快速进展和临床状况恶化，因此寻找肿瘤免疫治疗生物标志物成了临床研究的迫切问题，也是免疫治疗领域研究的一大热点。

第一节　免疫治疗正相关的生物标志物

一、PD-L1

PD-L1 是第一个用于预测免疫治疗效果的蛋白质标志物，也是目前在一线和二线单药治疗中均可临床使用的生物标志物。PD-L1 在人体的多种细胞类型中均有表达，包括血管内皮细胞、胰岛细胞、肝细胞、肌肉细胞、上皮细胞、间质细胞、B 淋巴细胞、T 淋巴细胞等。肿瘤细胞表达 PD-L1，通过与 T 细胞表面的 PD-1 受体结合，使 T 细胞丧失抗肿瘤活性。PD-1/PD-L1 抑制剂通过阻断 PD-1/PD-L1 信号通路，使 T 细胞恢复活化状态，进而杀伤肿瘤细胞。

KEYNOTE-010 研究纳入了 1034 例既往接受过治疗且 PD-L1 ≥ 1% 的 NSCLC 患者，结果显示接受帕博利珠单抗治疗的试验组疗效明显优于多西他赛化疗组，亚组分析显示 PD-L1 表达 ≥ 50% 的患者 OS 明显延长；PD-L1 表达 < 50% 的患者虽然也获益，但获益程度相对较小。Ⅱ期单臂 KEYNOTE-052 研究评估帕博利珠单抗治疗不耐受顺铂的局部晚期或转移性尿路上皮癌的疗效和安全性，结果显示 PD-L1 表达 ≥ 10% 亚组的客观缓解率（objective remission rate，ORR）高于 PD-L1 表达 < 10% 亚组（39% vs. 11%）。随后多项临床研究也证实了 PD-L1 高表达的患者更能从免疫治疗中获益。基于 KEYNOTE-024 研究结果，2015 年，FDA 批准应用鼠源单抗 22C3 检测肿瘤组织 PD-L1 的表达作为帕博利珠单抗治疗转移性 NSCLC 的伴随诊断方法，且阳性阈值定义为免疫组织化学染色 ≥ 50%。目前，检测 PD-L1 的表达情况已纳入常规临床实践，在肿瘤患者的治疗决策中起重要作用。然而，亦有相关研究报道部分 PD-L1 阴性患者也能从 PD-1/PD-L1 抑制剂的治疗中获益，这部分人群的客观反应率通常为 11%～20%。

随着研究的深入，学者对肿瘤组织 PD-L1 的表达作为生物标志物提出了一些质疑。首先，PD-L1 的表达具有时间异质性和空间异质性，原发灶和转移灶之间 PD-L1 的表达不一致，且 PD-L1 的表达具有动态性。其次，肿瘤细胞、免疫细胞和基质细胞都能在肿瘤微环境中表达 PD-L1，并且这种表达也具有明显的异质性，但目前大多数研究仅评估肿瘤细胞表面的 PD-L1 表达水平。除了上述因素，组织采样固有的局限性（肿瘤异质性和取样变异性）、不同检测抗体的选择、PD-L1 表达阳性的最佳阈值缺乏标准及检测方法本身的局限性，都增加了分析的不一致性和复杂性，但 PD-L1 表达目前仍是免疫治疗效果的核心预测因子。

二、微卫星不稳定与错配修复缺陷

错配修复（mis-match repair，MMR）基因包括 *MLH1*、*MSH2*、*MSH6* 和 *PMS2*，参与 DNA 复制过程

中碱基 - 碱基错配、插入和缺失的纠正，有助于维持基因组的稳定性。MMR 基因功能缺陷（mis-match repair deficiency，dMMR）引起突变的积累和潜在新抗原的产生。大约 5% 的实体瘤是 dMMR，其特征为一个或多个 MMR 蛋白的表达缺失。在 dMMR 状态下，微卫星复制时发生的错误有可能会被保留，从而产生高度微卫星不稳定性（microsatellite instability-high，MSI-H），因此 MSI 的高低可以从侧面反映 MMR 的状态。dMMR/ MSI-H 的转移性结直肠癌具有独特的病理特征，如肿瘤突变负荷（tumor mutation burden，TMB）增加和 TIL 增多，这部分患者对 ICI 有持续的临床反应，并有显著的临床改善。中国临床肿瘤学会（Chinese Society of Clinical Oncology，CSCO）和美国国立综合癌症网络（National Comprehensive Cancer Network，NCCN）等发布的相关指南推荐 dMMR/ MSI-H 晚期结直肠癌一线、二线治疗均可接受 ICI 的治疗。MSI-H 的胃癌患者使用 PD-1/PD-L1 抑制剂得到了更高的疾病控制率，提示 MSI-H 在胃癌中的疗效预测价值。有学者研究了 MSI-H 对 ICI 疗效预测的价值，dMMR 实体瘤患者中的 ORR 为 53%，完全缓解（complete response，CR）率达到 21%。越来越多的数据证实，除了 PD-L1 表达，dMMR/MSI-H 可能是另一个正相关的免疫治疗的生物标志物。

三、TMB

TMB 是指基因组中每 1Mb 蛋白编码区的平均突变个数。高 TMB 意味着肿瘤突变产生的新抗原更多，TIL 更多，肿瘤具有更强的免疫原性，抗肿瘤的免疫反应更强。多项研究表明，高 TMB 的肿瘤患者对免疫治疗的应答率更高，PFS 和 OS 更长。高 TMB 可作为 PD-1/PD-L1 抑制剂疗效预测的正相关生物标志物之一。现已有研究证实了 TMB 在 NSCLC 和黑色素瘤患者中的疗效预测价值。CheckMate 227 研究中，TMB 较高的 NSCLC 患者一线接受纳武利尤单抗联合伊匹木单抗治疗，1 年 PFS 率达到 42.6%，中位 PFS 达 7.2 个月，并且获益不受 PD-L1 表达水平的影响。对鳞状细胞癌与非鳞状细胞癌的不同亚组分析发现，病理类型不影响双免疫治疗的效果。有学者对 1638 例患者进行全基因组分析，并对其中 151 例接受免疫治疗的不同类型的晚期实体瘤患者进行了 TMB 评估，结果显示 TMB ≥ 20mut/Mb 的患者总有效率为 58%，而 TMB < 20 mut/Mb 的患者总有效率为 20%；中位 PFS 分别为 12.8 个月和 3.3 个月，提示 TMB 可作为不同类型肿瘤免疫治疗效果的独立预测因子。

四、TP53 与 KRAS 基因

TP53 基因是一种抑癌基因，其表达的肿瘤抑制蛋白称为 P53 蛋白。肿瘤抑制基因 TP53 和 STK11 的突变在肺腺癌中很常见，且常与 KRAS 基因共突变。KRAS 是实体肿瘤常见的一种致癌基因。研究表明，与野生型肿瘤相比，具有 TP53 或 KRAS 突变的 NSCLC 患者表达更高水平的 PD-L1。有学者分析了 34 例接受帕博利珠单抗治疗的晚期 NSCLC 患者，与野生型患者相比，TP53 或 KRAS 突变患者 PD-L1 表达更高，同时有更高的 TMB，且 PFS 更长。研究结果显示 TP53 或 KRAS 突变改变了参与细胞周期调控、DNA 复制和损伤修复的基因，进一步证实 ICI 对 TP53 或 KRAS 突变患者，特别是那些 TP53 和 KRAS 共突变的有良好的临床疗效。有研究显示 KRAS 突变与炎性肿瘤微环境和肿瘤免疫原性相关，导致患者对 PD-1/PD-L1 抑制剂有更好的反应。因此，TP53 或 KRAS 突变可作为预测免疫治疗效果的潜在正相关预测因子。

五、TIL

TIL 亦可用作预测 ICI 疗效的生物标志物。肿瘤微环境中高水平的 TIL，尤其是 CD8⁺ TIL，与高生存率相关。在大多数评价免疫治疗效果的临床试验中，TIL 数量越多，治疗的反应和肿瘤预后的预测价值越高。KEYNOTE-001 研究中，帕博利珠单抗治疗有效的患者的基线活检标本肿瘤实质和边缘中 CD8⁺ T 淋

巴细胞数量高于其他患者。国外学者发现，NSCLC 患者的肿瘤组织中存在一种"静止"的 TIL 表型（高 $CD3^+$/ 低颗粒酶 B/ 低 Ki67）与患者免疫治疗效果相关，这种"静止"表型的 T 细胞越多，患者单用免疫治疗的获益越大。PD-L1 抑制剂的使用可激活"静止"的 T 细胞，从而发挥抗肿瘤活性。TIL 的增加与肿瘤新生抗原的表达增加相关。

六、血清标志物

外周血检测是一种廉价、易于测量、可重复的检测方法，标本异质性小，取材简便，相对无创。外周血生物标志物可根据全血计数的不同细胞计算出来。外周血中 $CD8^+$ $PD-1^+$ T 细胞的动态变化可作为预测 PD-1 抑制剂治疗反应的潜在循环标志物。有学者发现在晚期 NSCLC 患者中，70% 的疾病进展患者外周血中 $CD8^+$ $PD-1^+$ T 细胞反应延迟或缺失，而 80% 的免疫治疗获益患者在治疗开始 4 周内 $CD8^+$ $PD-1^+$ T 细胞增多。

外周血中的中性粒细胞释放的炎性因子有助于刺激肿瘤微环境并促进肿瘤进展。中性粒细胞/淋巴细胞比值（neutrophil to lymphocyte ratio，NLR）作为一种提示预后的生物标志物一经提出便引起了广泛的关注。乳酸脱氢酶（Lactate dehydrogenase，LDH）是一种催化乳酸和丙酮酸转化的酶，参与细胞的损伤、炎性反应和死亡，LDH 水平升高可能促进肿瘤免疫抑制性微环境发展。目前已有研究发现 NLR 和 LDH 与 NSCLC 患者的疾病进展之间存在相关性。如果 NLR 与 LDH 均高，提示预后较差；二者均低，提示预后较好，以此可以对患者进行初步的免疫治疗效果预测。有研究亦发现，NLR 和 LDH 水平与黑色素瘤患者对纳武利尤单抗的反应相关，NLR 升高和 LDH 增加均预测治疗效果较差。2015 年德国癌症研究中心 Hammerling 团队发现，PD-1 抑制剂治疗后诱发外周血嗜酸性粒细胞（Eosinophil，EOS）比例升高与 ORR、PFS 及 OS 之间均呈正相关，提示外周血 EOS 比例可能是 PD-1 抑制剂的疗效和预后的正相关生物标志物；进一步的研究发现 EOS 可能通过促进 T 细胞的浸润及肿瘤血管正常化导致肿瘤消退，深度参与了免疫系统的抗肿瘤作用。

免疫细胞、NLR、LDH、EOS、细胞因子等均有望成为潜在的外周血生物标志物。此外，对外周血进行分析可使用多种方法，如可以从循环肿瘤 DNA 确定 TMB、用流式细胞术分析 T 细胞亚群的变化等，但准确性和可行性还需大规模的前瞻性研究进行验证。

临床上，ICI 的首次疗效评估时间通常是在治疗后 12 周或者 4 个周期后。有临床研究表明，^{18}F-FDG-PET 的代谢反应预测部分缓解（partial response，PR）和 PD 的概率显著优于 CT。免疫治疗期间可能出现不典型性免疫相关反应模式（延迟反应和假性进展），^{18}F-FDG-PET 可作为一种潜在的工具来提前预测疗效。有多项研究提示，不同生物标志物之间存在着相对独立性，因此采用单一的生物标志物来预测疗效可能会得出假阴性的结论，不能全面地筛选免疫治疗的优势人群，不同生物标志物的联合应用或可解决上述问题。

第二节 免疫治疗负相关的生物标志物

一、*EGFR* 和 *ALK* 基因

近年来，靶向治疗，包括针对 *EGFR* 和 *ALK* 基因的酪氨酸激酶抑制剂（tyrosine kinase inhibitor，TKI），在 NSCLC 的治疗中表现出可喜的临床效果，但耐药终将随之发生。为了评估基因突变阳性与阴性患者免

疫治疗的差异性，一项研究筛选了 58 例接受 PD-1/PD-L1 抑制剂治疗的患者，通过免疫组织化学的方法来评估 PD-L1 表达和 CD8$^+$ TIL，结果发现 28 例 *EGFR* 突变或 *ALK* 阳性的患者中只有 1 例达到客观缓解，30 例 *EGFR* 和 *ALK* 野生型的患者中有 7 例达到客观缓解。由此看出携带 *EGFR* 突变或 *ALK* 重排的 NSCLC 与 PD-1/PD-L1 抑制剂的疗效呈负相关，肿瘤微环境中 PD-L1 低表达和较少的 CD8$^+$ TIL 可能是这些临床现象的基础。有学者研究了 150 多例具有已知突变状态的 NSCLC 患者的 PD-L1 表达、TIL 亚群及其活性状态，研究表明 *EGFR* 突变 NSCLC 患者的 PD-L1 表达明显低于 *KRAS* 突变和 *EGFR/KRAS* 野生型 NSCLC 患者；*KRAS* 突变的患者 CD4$^+$、CD8$^+$ 和 CD20$^+$ TIL 数量更多；*EGFR* 突变患者肿瘤微环境中存在淋巴细胞，但大部分为无活性 TIL，而在 *KRAS* 突变患者中，TIL 几乎都是具有活性的。*EGFR* 突变患者大量的非活性 TIL 可以解释这些患者对免疫治疗的低反应率。

二、*MDM2* 和 *MDM4* 基因

ICI 可诱导持续的肿瘤消退，然而仍有部分患者发生超进展。*MDM2* 基因的扩增似乎与更高的超进展风险和更低的高 TMB 频率相关。有学者研究发现，20 例接受帕博利珠单抗治疗的 PD-L1 ≥ 50% 并出现超进展的 NSCLC 患者中，25% 的患者发生了 *MDM2* 扩增。另有相关研究证实，*DNMT3A* 基因突变、*CDKN2A/B* 基因缺失也与超进展风险增加密切相关。

三、*JAK1/2*

有研究发现，PD-1/PD-L1 抑制剂的疗效与 *JAK1* 和 *JAK2* 基因突变相关。T 细胞识别肿瘤抗原后产生 IFN-γ，IFN-γ 与其受体结合后激活下游 JAK/STAT 信号通路，进而诱导 PD-L1 表达。*JAK1/2* 基因突变可阻断 IFN-γ 介导的 PD-L1 表达。有学者描述了 2 例 *JAK1/2* 功能丧失突变导致缺乏 PD-L1 反应性表达的肿瘤。Horn 等应用新一代测序、单核苷酸多态性及癌症基因组图谱肿瘤组织样本分析发现，在黑素瘤和其他肿瘤中，肿瘤抑制基因 *CDKN2A* 和 *JAK2* 基因的缺失增加了免疫治疗耐药性，这提示了在 ICI 治疗前应筛查有无 *JAK2* 的缺失。*JAK1/2* 突变可能是免疫治疗效果的负相关生物标志物。

（肖俊娟　王俊）

参考文献

[1]TOPALIAN S L, HODI F S, BRAHMER J R, et al.Safety, activity, and immune correlates of anti-PD-1 antibody in cancer[J].The New England journal of medicine,2012,366(26):2443-2454.

[2]HERBST R S, BAAS P, KIM D W,et al.Pembrolizumab versus docetaxel for previously treated, PD-L1-positive, advanced non-small-cell lung cancer (KEYNOTE-010): a randomised controlled trial[J].Lancet, 2015, 387(10027):1540-1550.

[3]BALAR V A,CASTELLANO D,O'DONNELL H P, et al.First-line pembrolizumab in cisplatin-ineligible patients with locally advanced and unresectable or metastatic urothelial cancer (KEYNOTE-052): a multicentre, single-arm, phase 2 study[J].The Lancet Oncology,2017,18(11):1483-1492.

[4]BRAHMER R J,RODRÍGUEZ-ABREU D,ROBINSON G A, et al.Health-related quality-of-life results for pembrolizumab versus chemotherapy in advanced, PD-L1-positive NSCLC (KEYNOTE-024): a multicentre, international, randomised, open-label phase 3 trial[J].The Lancet Oncology,2017,18(12):1600-1609.

[5]BURGESS E F, LIVASY C, HARTMAN A,et al.Discordance of high PD-L1 expression in primary and

metastatic urothelial carcinoma lesions[J].Urologic Oncology, 2019, 37(5):299.

[6]YUE S,ZHAOMING L,WEILI X, et al.Predictive biomarkers for PD-1 and PD-L1 immune checkpoint blockade therapy[J].Immunotherapy,2019,11(6):515-529.

[7]SAHIN I H, AKCE M, ALESE O,et al.Immune checkpoint inhibitors for the treatment of MSI-H/MMR-D colorectal cancer and a perspective on resistance mechanisms[J].British Journal of Cancer, 2019, 121(10):809-818.

[8]LE T D,DURHAM N J,SMITH N K, et al.Mismatch repair deficiency predicts response of solid tumors to PD-1 blockade[J].Science,2017,357(6349):409-413.

[9]ZARETSKY J M, GARCIA-DIAZ A, SHIN D S, et al.Mutations associated with acquired resistance to PD-1 blockade in melanoma[J].The New England journal of medicine,2016,375(9):819-829.

[10]DURUISSEAUX M,MARTÍNEZ-CARDÚS A,CALLEJA-CERVANTES E M, et al.Epigenetic prediction of response to anti-PD-1 treatment in non-small-cell lung cancer: a multicentre, retrospective analysis[J].The Lancet Respiratory Medicine,2018,6(10):771-781.

[11]DONG Z Y, ZHONG W, ZHANG X C,et al.Potential predictive value of TP53 and KRAS mutation status for response to PD-1 blockade immunotherapy in lung adenocarcinoma[J].Clinical Cancer Research, 2017, 23(12):3012-3024.

[12]ZENG D Q, YU Y F, OU Q Y,et al.Prognostic and predictive value of tumor-infiltrating lymphocytes for clinical therapeutic research in patients with non-small cell lung cancer[J].Oncotarget, 2016, 7(12):13765-13781.

[13]JÉRÔME B,HANANE O,AGNÈS D, et al.Impaired tumor-infiltrating t cells in patients with chronic obstructive pulmonary disease impact lung cancer response to PD-1 blockade[J].American journal of respiratory and critical care medicine,2018,198(7):928-940.

[14]TOKI M I, MANI N, SMITHY J W,et al.Immune marker profiling and programmed death ligand 1 expression across NSCLC mutations[J].Journal of thoracic oncology : official publication of the International Association for the Study of Lung Cancer, 2018, 13(12):1884-1896.

[15]SUSANNE H,SONIA L,ANTJE S, et al.Tumor CDKN2A-associated JAK2 loss and susceptibility to immunotherapy resistance[J].Journal of the National Cancer Institute,2018,110(6):677-681.

第四章　新型免疫治疗的探索

第一节　新型免疫检查点抑制研究进展

近 10 年来，随着肿瘤免疫检查点抑制剂（ICI）的出现，将宿主免疫反应作为抗肿瘤治疗干预的目标使肿瘤治疗发生了革命性的变化。其中，针对 PD-1/PD-L1/CTLA-4 的 ICI 在诸多瘤种的临床试验中取得了可观的疗效，被国内外多个瘤种的诊疗指南推荐用于多种恶性肿瘤的治疗。然而仍有相当一部分恶性肿瘤患者对 PD-1 通路的 ICI 治疗无反应，研究发现可能与代偿性免疫抑制相关，即 T 细胞上的其他免疫抑制性受体代偿性发挥抑制作用。现将几种新型 ICI 的研究进展简述如下。

一、T 细胞免疫球蛋白黏蛋白 3

T 细胞免疫球蛋白黏蛋白 3（ T cell immunoglobulin and mucin domain-containing protein 3,TIM3 ）由胞内区、胞外区和单个跨膜结构域组成。胞外区由具有 FG-CC' 环和 N- 连接聚糖的 N- 末端细胞外免疫球蛋白可变区（IgV 结构域）、含有 O- 连接糖基化位点的黏蛋白结构域和含有 N- 连接聚糖的柄结构域组成，胞内区由带有 5 个酪氨酸残基的胞质尾组成。TIM-3 的 IgV 结构域内有 6 个半胱氨酸，CC' 环由 1 个额外的二硫键定向到 FG 环附近，形成一个独特的配体结合区。目前已知有 4 种配体可与 TIM-3 相互作用，它们是半乳糖凝集素 -9（ galectin 9，Gal-9 ）、高迁移率族蛋白 B1（ high mobility group box 1 protein，HMGB1 ）、癌胚抗原细胞黏附分子 1 和磷脂酰丝氨酸。TIM-3 与不同配体结合发挥的生物学效应不同，目前已知的有与磷脂酰丝氨酸相互作用可促进肿瘤微环境中凋亡小体的清除；与 Gal-9 相互作用可抑制 T 细胞的活性，使 T 细胞呈现"耗竭现象"，从而调节 T 细胞凋亡和免疫耐受；与 HMGB1 结合可抑制先天免疫应答的激活。TIM-3 可表达于活化效应 T 细胞和调节性 T 细胞、NK 细胞、APC 和髓系细胞表面；在肿瘤细胞上亦有表达，如黑色素瘤、胃癌、B 细胞淋巴瘤等。体内外试验表明，阻断 CTLA-4、PD-1 和（或）PD-L1 后 TIM-3 表达上调是 ICI 治疗耐药的原因。另有研究发现，针对 TIM-3 的单克隆抗体可以缓解 T 细胞衰竭，恢复 T 细胞增殖，增强效应因子功能。在小鼠肿瘤模型中，联合抑制 TIM-3 与 PD-1（或 CTLA-4）比单药治疗效果更佳。在结直肠、胃、胰腺、乳腺、肺等多种实体肿瘤中，TIM-3 高表达与不良预后相关，可作为预后的独立生物标志物。

目前，多项靶向 TIM-3 的 ICI 正在进行临床试验，评估其用于治疗实体恶性肿瘤和血液系统肿瘤的疗效及安全性。MBG453 是直接靶向 TIM-3 的人源化的 IgG4 抗体，用于治疗骨髓增生异常综合征（ myelodysplastic syndrome，MDS ）和急性髓系白血病（ acute myeloid leukemia，AML ）。NCT03946670 临床研究结果显示，MBG453 联合 HMA 治疗中高危 MDS 患者的 ORR 可达 56.9%，中位持续缓解时间（ duration of overall response，DOR ）为 16.1 个月，预计的 12 个月 PFS 率为 51.9%。在 AML 患者中，此联合方案的 ORR 为 40.0%，中位 DOR 为 12.6 个月，预估的 12 个月 PFS 率为 27.9%。试验初步证明了 MBG453 联合 HMA 安全且耐受性良好，在 MDS 和 AML 患者中显示出持久的临床反应。另一种 TIM-3

拮抗剂 TSR-022 治疗实体瘤的临床试验（NCT02817633）结果显示单药治疗使 31 例患者达到了疾病稳定（stable disease，SD），1 例平滑肌肉瘤患者出现 PR，并且未观察到剂量限制毒性。在与 PD-1 抗体联合治疗的研究（NCT03307785）中，发现随着 TSR-022 剂量的增加，其显示出的临床活性也在增加。多项早期临床研究都显示出 TIM-3 作为新型 ICI 的良好疗效。据不完全统计，目前处于在研阶段的 TIM-3 单抗药物多达 30 个，未来应进一步关注 TIM-3 与 APC 和 T 细胞的作用，探索不同肿瘤类型和治疗线数下 TIM-3 的联合或单药应用方案及相应的生物标志物。

二、淋巴细胞活化基因 3

淋巴细胞活化基因（lymphocyte activation gene 3,LAG-3）是一个 I 型跨膜蛋白，属于免疫球蛋白（immunoglobulin，Ig）超家族，位于人类第 12 号染色体（小鼠第 6 号染色体）的 CD4 附近，表达于活化的 $CD4^+$ T 细胞、$CD8^+$ T 细胞和 NK 细胞等，可与多种具有高亲和力的配体结合，抑制 APC 激活的 T 细胞增殖，诱导调节性 T 细胞发挥抑制作用。LAG-3 的胞外区含有 4 个 Ig 样结构域（D1 ～ D4），胞质尾由 1 个丝氨酸磷酸化位点、1 个 "KIEELE" 模体和 1 个谷氨酸脯 - 氨酸二肽重复序列组成。其中，"KIEELE" 模体可能参与 LAG-3 下游抑制信号的转导，缺乏该结构的 LAG-3 蛋白不能发挥对 T 细胞的抑制作用。PD-1 和 LAG-3 在 TIL 上共表达，协同促进免疫逃逸，提示预后不良。临床前模型发现，阻断 LAG-3 或其配体纤维蛋白原样蛋白 1，可以改善 T 细胞功能和抗肿瘤免疫作用。

与众多在研的新型 ICI 相比，LAG-3 的研发步伐更快。2022 年 3 月 18 日，FDA 批准一项联合瑞拉利单抗和纳武利尤单抗（LAG-3 + PD-1）的固定剂量复方组合的上市申请，用于治疗成人和 12 岁以上青少年（体重≥ 40kg）的不可切除或转移性黑色素瘤。瑞拉利单抗是继 CTLA-4、PD-1/PD-L1 之后，全球批准的第 3 类 ICI。FDA 此次批准主要基于 II／III 期 RELATIVITY-047 研究的临床试验数据，针对既往未经治疗的转移性或不可切除黑色素瘤患者。瑞拉利单抗联合纳武利尤单抗固定剂量复方作为一线疗法相较于单药治疗实现了具有统计学和临床意义的 PFS 获益［10.12 个月 vs. 4.63 个月，风险比（hazard ratio，HR）= 0.75；95% CI：0.62 ～ 0.92，P = 0.0055］。LAG-525 是另一种靶向 LAG-3 的 IgG4 单克隆抗体，NCT03365791 研究评估了 LAG-525 联合斯巴达珠单抗治疗晚期实体瘤和血液系统恶性肿瘤的疗效，在神经内分泌瘤、小细胞肺癌（small cell lung carcinoma，SCLC）和弥漫性大 B 细胞淋巴瘤等多个瘤种中都展现出良好的活性，其针对三阴性乳腺癌和黑色素瘤的临床试验也正在进展中。其他在研的 LAG-3 药物包括西米普利单抗（REGN3767）等至少 20 种药物。然而，LAG-3 的信号转导机制和配体复杂，且在多种细胞均有表达，因此需要进一步探索这个靶点的功能特性。基于临床前基础研究发现，LAG-3 抗体与 PD-1 抗体联合使用可为抗肿瘤免疫治疗增益，目前已有 10 余种 LAG-3 抗体正在临床试验阶段，包括抗 LAG-3 阻断性抗体瑞拉利单抗（BMS-986016）及双拮抗特异性抗体（MGD013 和抗 PD-1/LAG-3）、FS118（抗 LAG-3/PD-L1）和 XmAb22841（抗 CTLA-4/LAG-3）等。I／II 期 NCT0198609 研究评估了瑞拉利单抗联合纳武利尤单抗治疗晚期黑色素瘤患者的安全性和有效性，这些患者均为先前抗 PD-1 或抗 PD-L1 免疫治疗中因耐药而出现疾病进展的患者，他们对于瑞拉利单抗与纳武利尤单抗联合治疗的耐受性良好，ORR 为 11.5%。II／III 期 NCT03470922 研究结果显示，未接受治疗的晚期黑色素瘤患者使用瑞拉利单抗联合纳武利尤单抗的 PFS 比单用纳武利尤单抗的中位 PFS 更长（10.1 个月 vs. 4.6 个月），3 ～ 4 级 AE 发生率略高（18.9% vs. 9.7%）。I／II 期 NCT02460224 研究显示，LAG525 联合斯巴达珠单抗在 9.9% 的患者中表现出持久反应，包括间皮瘤和三阴性乳腺癌患者。

三、T 细胞免疫球蛋白和 ITIM 结构域蛋白

T 细胞免疫球蛋白和 ITIM 结构域蛋白（T-cell immunoreceptor with Ig and ITIM domains, 简称 TIGIT)是脊髓灰质炎病毒受体 / 连接蛋白家族的成员，由 1 个细胞外 IgV 结构域、1 个 I 型跨膜结构域、1 个具有典型免疫受体的酪氨酸抑制基序和 1 个免疫球蛋白酪氨酸尾序基序的细胞内结构域组成。TIGIT 由活化的 CD8⁺ T 和 CD4⁺ T 细胞、NK 细胞、调节性 T 细胞和滤泡辅助性 T 细胞表达，可与多种配体（如 CD155、CD112 等）发生相互作用，并通过多种机制潜在地抑制固有和适应性免疫。在小鼠模型中，TIGIT 通过与树突状细胞（dendritic cells，DC）上的 CD155 结合诱导 CD155 磷酸化，促进形成免疫耐受性 DC，降低 IL-12 的产生并导致 IL-10 的增加。此外 TIGIT 抑制 NK 细胞脱颗粒、细胞因子生成和 NK 细胞介导的 CD155 ⁺肿瘤细胞的细胞毒性，直接表现出免疫细胞的内在抑制作用。TIGIT 还可作用于调节性 T 细胞，在外周和肿瘤部位上调多种调节性 T 细胞基因标志物，包括 CTLA-4、PD-1 和 LAG-3 等。

与 TIM-3、LAG-3 一样，TIGIT 也是炙手可热的新型 ICI 靶点，其研发热度甚至超越其他两个，全球有超过 50 个 TIGIT 抗体正在开发中。但是进展最快的替瑞利尤单抗却相继在两个关键瘤种——广泛期 SCLC 和 PD-L1 阳性 NSCLC 一线治疗中折戟：在 SKYSCRAPER-02 研究中，替瑞利尤单抗联合阿替利珠单抗和化疗的一线治疗在广泛期 SCLC 未能达到 PFS 和 OS 共同主要终点；在 SKYSCRAPER-01 研究中，尽管 II 期的 CITYSCAPE 研究取得了令人振奋的结果，但在 PD-L1 阳性 NSCLC 一线治疗中依然没有达到主要终点 PFS。除了肺癌，TIGIT 在头颈癌、宫颈癌、黑色素瘤等多个领域均有研究布局。尽管肺癌的探索未达到预期，但研究者们仍在继续探索这一靶点的治疗方案。

四、其他

B7 同源物 3（B7-H3）是一种 I 型跨膜糖蛋白，编码于人类 15 号染色体。B7-H3 蛋白在活化的免疫细胞（如 T 细胞、NK 细胞和 APC）上表达，更重要的是，它在肿瘤组织中过度表达，并与疾病状态和预后有关，参与 T 细胞的抑制作用。

含 V-set 域 T 细胞激活抑制因子 1(recombinant V-set domain containing T-cell activation inhibitor1,VICN1)是 B7 家族成员之一，由 2 个免疫球蛋白样结构域和 1 个大的疏水跨膜结构域后跟 2 个细胞内氨基酸构成，仅由专职的 APC 表达。在多种实体瘤中发现其与肿瘤中 T 细胞的浸润和患者的预后呈负相关，参与卵巢癌、肾细胞癌、前列腺癌等的发生、分化、转移及新生血管生成。临床前研究发现 APC 上 B7S1 表达上调与 CD8⁺ T 细胞功能障碍相关；抑制 B7S1 可促进小鼠肝癌模型中 CD8⁺ T 细胞介导的肿瘤免疫，并通过其在早期激活的 CD8⁺ TIL 上表达的受体驱动 T 细胞衰竭，联合阻断 B7S1 和 PD-1 可以有效增强抗肿瘤反应。

T 细胞活化免疫球蛋白抑制 V 型结构域（V-domain Ig suppressor of T-cell activation,VISTA）是一种 I 型跨膜蛋白，具有细胞外 IgV 结构域、柄区、跨膜段和胞质尾部，是调节性 T 细胞上表达的一种共抑制分子，在髓系细胞和 Foxp3⁺ CD4⁺ 调节细胞上高表达，在肿瘤微环境内的肿瘤细胞中不表达。在小鼠肿瘤模型中使用 VISTA 单克隆抗体治疗增加了外周肿瘤特异性 T 细胞的数量，增强了肿瘤微环境内肿瘤反应性 T 细胞的浸润、增殖和效应功能，与 PD-1/PD-L1 途径协同调节 T 细胞功能。临床前研究表明，VISTA 在肝细胞癌的肿瘤细胞和免疫细胞均有表达。JNJ-610588 是全人 IgG1 抗 VISTA 单克隆抗体，I 期 NCT02671955 临床试验旨在评估 JNJ-610588 在晚期恶性肿瘤患者中的安全性和药代动力学。另一个候选药物 CA-170 是一种口服抑制剂，可以选择性地针对 PD-L1 和 VISTA。临床前模型的结果显示其具有良好耐受性和显著的抗肿瘤效果。

B、T 淋巴细胞衰减因子（B and T lymphocyte attenuator,BTLA）蛋白是 I 型糖基化跨膜蛋白，由单个

胞外区、跨膜区和胞质区构成，在成熟淋巴细胞（B 细胞、T 细胞和调节性 T 细胞）、巨噬细胞和成熟骨髓来源的 DC 上表达。BTLA 与疱疹病毒入侵介质（herpesvirus entry mediator，HVEM）互相作用，可抑制 T 细胞增殖和细胞因子的产生。世界上第一个抗 BTLA 单抗 TAB004/JS004 正在进行临床试验。

随着 PD-1/PD-L1 抑制剂在抗肿瘤领域的探索愈加成熟，单一 ICI 的局限性也逐渐显现。与此同时，人们对肿瘤免疫认识的深入，又为新型 ICI 的开发带来新的希望。免疫治疗的蓬勃发展之下，需要规范、严谨的临床试验来验证疗效，更需要临床医生不断积累真实世界的治疗经验，向精准化、个体化不断靠拢，才能为肿瘤患者提供最优的治疗方案。

（杜瀛瀛）

第二节　肿瘤疫苗

一、肿瘤免疫概述

肿瘤疫苗是将从肿瘤组织或人体体液中提取的肿瘤相关抗原注射入肿瘤患者体内，通过主动免疫激活机体免疫系统产生特异性抗肿瘤效应，达到治疗肿瘤或预防复发的目的，属于主动免疫治疗范畴。

有两种可以靶向的肿瘤相关抗原：肿瘤相关抗原和肿瘤特异性抗原。肿瘤相关抗原是非突变蛋白，不一定具有肿瘤特异性。随着科技的发展，科学家们发现肿瘤细胞在快速生长和增殖过程中往往来不及修复 DNA 复制过程中出现的错误，因此会出现许多新的突变蛋白，这些新的突变蛋白是肿瘤细胞所特有的，可以作为区分肿瘤细胞和正常细胞的理想选择。科学家们将其命名为新抗原，又称为肿瘤特异性抗原，指由肿瘤细胞突变基因编码产生的、能被免疫细胞所识别并激活机体免疫应答的一类异常蛋白质。此外，致瘤病毒整合进基因组而编码产生的蛋白质也可称为新抗原。高通量基因组测序和生物信息学分析技术的发展极大地推动了新抗原的筛选和鉴定，设计、研究新抗原肿瘤疫苗对于肿瘤免疫治疗具有重要的意义。

二、肿瘤疫苗的分类

根据肿瘤抗原组分和性质的不同，肿瘤疫苗可分为以细胞为载体的肿瘤疫苗、病毒疫苗、蛋白 / 多肽疫苗、核酸疫苗、抗独特型疫苗和异种疫苗等。

根据肿瘤疫苗的用途可以将其分为两类：一类是预防性肿瘤疫苗，接种此类疫苗可以降低或清除肿瘤发生的概率，如人乳头瘤病毒（human papilloma virus，HPV）疫苗和乙型肝炎病毒（hepatitis B virus，HBV）疫苗；另一类是治疗性肿瘤疫苗，其主要以肿瘤抗原为基础，用于放疗、化疗或手术切除后的辅助治疗。

根据肿瘤疫苗的来源可将其分为肿瘤细胞疫苗、DC 疫苗、基因疫苗、多肽疫苗、CTL 表位疫苗、靶向肿瘤新生血管疫苗等。

下面简述几种常见的肿瘤疫苗。

1. 肿瘤细胞疫苗

最初的肿瘤细胞疫苗通常不能诱导很强的免疫应答，为改变这一缺点，目前大部分肿瘤细胞疫苗都采用分子修饰技术改变其免疫特性或遗传背景，以提高免疫原性，诱导更强的免疫应答。常见的包括 MHC 分子转基因肿瘤疫苗、共刺激分子转基因的肿瘤疫苗、细胞因子转基因的肿瘤疫苗、多因素修饰的肿瘤疫苗。但是由于其本身具有免疫原性差、有致瘤可能等局限，单纯的传统肿瘤细胞疫苗多数已被 DC 疫苗、

CAR-T 细胞治疗、PD-1/PD-L1 抑制剂等取代。

2.DC 疫苗

大部分 DC 疫苗是从患者体内分离 DC 或其前体细胞，通过体外负载肿瘤抗原（DC/ 肿瘤融合细胞），再回输给患者。由于其强大的识别、加工、呈递功能及 T 细胞的致敏、激活能力，DC 在肿瘤的免疫中发挥有极其重要的作用。近年来，DC 疫苗已经从简单的体外培养发展到了直接在体内针对目标抗原激活特异的 DC 亚群进行治疗。经过反复的修饰和改良，DC 疫苗在临床研究中取得了突破性的进展，并持续成为肿瘤免疫治疗领域的研究热点。

3. 蛋白 / 多肽疫苗

蛋白 / 多肽疫苗是通过激活患者自身的免疫系统，利用肿瘤抗原肽诱导机体产生相应的体液免疫和细胞免疫反应，增强机体的抗肿瘤能力，目的是清除或控制肿瘤的生长。蛋白 / 多肽疫苗进入肿瘤患者细胞后，需要 APC 识别并摄取外源抗原肽，进而启动免疫抗肿瘤机制。

4. 核酸疫苗

核酸疫苗主要包括 DNA 疫苗和 mRNA 疫苗。DNA 疫苗的特点为生产方便、制剂稳定、可编码所有表位且具有内在佐剂效应，可以更好地激活抗肿瘤免疫应答。然而，DNA 疫苗也存在插入致突变的潜在风险，且 DNA 转染效率低。相比而言，mRNA 疫苗具有高效、不良反应少和生产成本低等优势，已经在多个传染病和肿瘤临床试验中得到验证和应用。RNA 合成、保存技术的提高和递送载体技术的进步扫清了多个阻碍 mRNA 疫苗开发的障碍，如基因翻译、易降解和体内递送效率低等问题，还进一步改善了 mRNA 的免疫原性。因此，mRNA 疫苗是一种多用途、功能强大且具有前景的免疫治疗手段。

三、肿瘤疫苗的发展史

1893 年，William B.Coley 发现化脓性链球菌所分泌的丹毒毒素能够导致肉瘤晚期患者的肿瘤消退，这是肿瘤疫苗的研究开端。由于当时人们缺乏对肿瘤抗原的认识，肿瘤疫苗的发展经历了将近一个世纪的沉寂。直到 1973 年，加拿大学者 Steinman 发现了 DC 具备抗原呈递功能，由此揭开了研究 DC 免疫机制及 DC 疫苗的序幕，为肿瘤细胞的抗原呈递提供科学理论基础。

20 世纪 90 年代迎来了肿瘤相关抗原发现的黄金时代。1991 年，研究者发现了第一个人类肿瘤抗原——黑色素瘤相关抗原 1。紧接着一系列肿瘤抗原被发现，随后进入肿瘤疫苗研制与临床试验阶段。

2006 年，美国默克公司研制出第一个 HPV 疫苗并获得了 FDA 的批准。2009 年 10 月，葛兰素史克公司研制出第二个 HPV 疫苗并获得 FDA 的批准。国内也有相应的 HPV 疫苗，可显著降低宫颈癌的发病率。

2017 年 7 月，美国和德国的两个研究团队相继在《自然》（*Nature*）上发表关于新抗原肿瘤疫苗用于治疗黑色素瘤的 I 期临床研究结果，这两项研究证实了新抗原肿瘤疫苗可有效激活免疫系统且疗效显著，在临床上证明了新抗原肿瘤疫苗能够唤醒人体内自带的抗肿瘤"武器"，被认为是个性化肿瘤疫苗发展中一个里程碑式的突破。

2021 年，新抗原疫苗又迎来新突破。《自然医学》（*Nature Medicine*）发布了黑色素瘤患者接受新抗原疫苗 NeoVax 的长期临床病例，证实由 NeoVax 疫苗引发的强大而有效的控制肿瘤生长的免疫反应能持续长达 4 年。另外，NeoVax 疫苗与 PD-1 抗体联用，已经在黑色素瘤、肺癌、肾癌、脑瘤等多种恶性肿瘤中进行了探索。如 NeoVax 疫苗应用于脑瘤的 I b 期研究显示中位 PFS 达到 16.8 个月。这是第一次证明疫苗能产生针对肿瘤的免疫细胞，可以从血液流入胶质母细胞瘤中。

2021 年底，来自福建医科大学孟超肝胆医院的刘小龙团队，针对基于新抗原疫苗能否预防肝癌伴血管浸润患者术后复发这一问题开展了研究工作，并在《分子癌症》（*Molecular Cancer*）上发表了重要研究成果：个性化新抗原疫苗可作为一种安全、高效的抗术后肝癌复发策略，且追踪 ctDNA 中个体化新抗原突变的技术有助于个体化医学在临床上的实际应用。

随着新抗原肿瘤疫苗的发展，国内外多家制药公司正在使用不同的技术和平台开发专有的新抗原疫苗。其中，近 75% 的肿瘤疫苗形式为 mRNA、DNA、多肽和 DC。聚焦的适应证多为常见实体瘤，其中以 NSCLC 和黑色素瘤最为常见。

四、肿瘤疫苗发展的局限性

虽然目前肿瘤疫苗的研究飞速发展，研究成果推陈出新，但相比于传统的治疗来说仍然处于起步阶段及实验室研究过程中。与传统的抗肿瘤治疗相比，其疗效及安全性仍然需要进一步的论证，有许多机制仍然需要进一步的探索，在真正应用和临床推广上仍然道阻且长。

几乎任何一种新兴治疗手段的发展历程都是蜿蜒曲折的。例如，在 CAR-T 细胞治疗刚兴起时，其带来的副作用如细胞因子紊乱、发热、心脏、神经毒性等都是不可忽略的问题，如今，改良的 CAR-T 细胞治疗已经取得了重大进展，在尽可能保持疗效的基础上又保证了治疗的安全性。因此我们相信，在不久的将来，随着科技的发展，肿瘤疫苗会取得更加辉煌的成就。

（关雅萍　王俊）

参考文献

[1]CAO E, ZANG X, RAMAGOPAL U A,et al.T cell immunoglobulin mucin-3 crystal structure reveals a galectin-9-independent ligand-binding surface[J].Immunity, 2007, 26(3):311-321.

[2]WENWEN D, MIN Y, ABBEY T,et al.TIM-3 as a target for cancer immunotherapy and mechanisms of action[J].International Journal of Molecular Sciences, 2017, 18(3):645.

[3]FUEYO A S, TIAN J, PICARELLA D,et al.Tim-3 inhibits T helper type 1-mediated auto- and alloimmune responses and promotes immunological tolerance[J].Nature immunology, 2003,4(11):1093-1101.

[4]AYMAN O, MOHAMMAD H, PHAN A V,et al.Resistance to radiotherapy and PD-L1 blockade is mediated by TIM-3 upregulation and regulatory T-cell infiltration[J].Clinical cancer research : an official journal of the American Association for Cancer Research,2018,24(21):5368-5380.

[5]SALEH R, TOOR S M, ELKORD E.Targeting TIM-3 in solid tumors: innovations in the preclinical and translational realm and therapeutic potential[J].Expert Opinion on Therapeutic Targets,2020,24(12):1251-1262.

[6]WOO S R, TURNIS M E, GOLDBERG M V,et al.Immune inhibitory molecules LAG-3 and PD-1 synergistically regulate T-cell function to promote tumoral immune escape[J].Cancer Research, 2012, 72(4):917-927.

[7]TAWBI H A, SCHADENDORF D, LIPSON E J,et al.Relatlimab and nivolumab versus nivolumab in untreated advanced melanoma[J].New England Journal of Medicine, 2022, 386(1):24-34.

[8]YU X, HARDEN K, C GONZALEZ L,et al.The surface protein TIGIT suppresses T cell activation by promoting the generation of mature immunoregulatory dendritic cells[J].Nature Immunology, 2009, 10(1):48-57.

[9]CHAPOVAL A, NI J, LAU J,et al.B7-H3: a costimulatory molecule for T cell activation and IFN-gamma

production[J].Nature immunology, 2001, 2(3):269−274.

[10]CASTELLANOS J R, PURVIS I J, LABAK C M,et al.B7−H3 role in the immune landscape of cancer[J]. American journal of clinical and experimental immunology,2017,6(4):66−75.

[11]KRYCZEK I, WEI S, ZOU L,et al.Cutting edge: induction of B7−H4 on APCs through IL−10: novel suppressive mode for regulatory T cells[J].Journal of Immunology, 2006, 177(1):40−44.

[12]LI J,LEE Y,LI Y, et al.Co−inhibitory molecule B7 superfamily member 1 expressed by tumor−infiltrating myeloid cells induces dysfunction of anti−tumor CD8[+] T Cells[J].Immunity,2018,48(4):773−786.

[13]LE MERCIER I, CHEN W, LINES J L,et al.VISTA regulates the development of protective antitumor immunity[J].Cancer Research, 2014, 74(7):1933−1944.

[14]QIN S, XU L, YI M,et al.Novel immune checkpoint targets: moving beyond PD−1 and CTLA−4[J]. Molecular Cancer, 2019, 18(1):155.

[15] 虞淦军 , 吴艳峰 , 曹雪涛 . 个性化新抗原肿瘤疫苗：道阻且长，未来可期 [J]. 中国肿瘤生物治疗杂志 ,2022,29(1):1−10.

[16]YANHONG C, QIN L, JIA W,et al.Personalized cancer neoantigen vaccines come of age[J].Theranostics, 2018, 8(15):4238−4246.

[17]MASCOLA J R, FAUCI A S.Novel vaccine technologies for the 21st century[J].Nature reviews. Immunology,2020,20(2):87−88.

[18] 王建莉 , 路小超 , 封贺 , 等 . 树突状细胞与肿瘤免疫系统相互作用研究进展 [J]. 生命科学 ,2020,32(2): 188−194.

[19]MISAKO M,YOHEI T,TSUKASA S.Targeting Toll−like receptor 3 in dendritic cells for cancer immunotherapy[J].Expert opinion on biological therapy,2020,20(8):937−946.

[20]LU Y,ROBBINS F P.Cancer immunotherapy targeting neoantigens[J].Seminars in Immunology, 2016,28(1):22−27.

[21] 万岩岩 , 钟静静 , 高宁宁 , 等 . 肿瘤多肽疫苗研究进展 [J]. 动物医学进展 ,2015,36(2):101−105.

[22]GEBRE M S, BRITO L A, TOSTANOSKI L H,et al.Novel approaches for vaccine development[J].Cell, 2021, 184(6):1589−1603.

[23]ZHIXIONG C,XIAOPING S,LIMAN Q, et al.Personalized neoantigen vaccine prevents postoperative recurrence in hepatocellular carcinoma patients with vascular invasion[J].Molecular Cancer,2021,20(1):164.

第二篇
肿瘤免疫治疗规范各论

第五章　头颈部肿瘤免疫治疗规范

第一节　头颈部鳞状细胞癌免疫治疗规范

一、概述

头颈部鳞状细胞癌（squamous cell carcinoma of the head and neck, SCCHN）作为头颈部肿瘤中常见的病理类型，在全球范围内的发病率和病死率呈逐年升高的趋势。早期 SCCHN 通过手术、放疗和（或）化疗可以获得较好疗效。对于发生进展、复发 / 转移性 SCCHN 患者，免疫治疗在近年来已成为重要的治疗手段之一。

研究发现，SCCHN 不良预后一般与机体免疫细胞的广泛障碍及肿瘤自身免疫逃逸机制有关。SCCHN 细胞主要通过下调 HLA-I 类抗原，减少肿瘤抗原的呈递信号分子，使患者抗肿瘤免疫反应的激活减弱。另外，SCCHN 细胞表面表达 Fas 配体，诱导淋巴细胞自身 Fas/FasL 通路引起 T 细胞的凋亡；同时 PD-L1 表达显著，与淋巴细胞表面的 PD-1 分子结合后，进一步影响 T 细胞的免疫应答。在肿瘤局部，SCCHN 细胞可直接分泌免疫抑制性因子，如 TGF-β1、IL-10、前列腺素 E2，并招募肿瘤相关巨噬细胞（tumor-associated macrophage, TAM）、MDSC 及调节性 T 细胞至肿瘤微环境。TAM 以极化 M2 型巨噬细胞为主，产生细胞因子促进肿瘤细胞生长；MDSC 表达细胞因子 IL-10，招募更多 M2 型巨噬细胞和调节性 T 细胞，诱导 T 淋巴细胞功能障碍；瘤内调节性 T 细胞浸润增加，除分泌抑制性细胞因子外，其表达 CTLA-4 与 CD28 竞争性结合 CD80 和 CD86，阻断 T 细胞激活作用，肿瘤杀伤性 T 细胞活性受到明显抑制。由此可见，SCCHN 细胞具有的免疫治疗敏感性为 SCCHN 的治疗提供了相应的免疫治疗理论基础与靶点。

目前 SCCHN 常用的免疫治疗主要为 ICI。通过应用 ICI，可竞争性结合 T 淋巴细胞表面位点，使细胞活性恢复，达到抗肿瘤的免疫治疗效果。此外，一些免疫调节剂也在 SCCHN 临床试验中应用，包括多种与调节免疫反应有关的分子，可起到抑制促肿瘤微环境形成和激活抗肿瘤免疫反应的作用。

二、复发 / 转移性 SCCHN 免疫治疗关键研究

随着免疫治疗在 SCCHN 的临床试验中取得的巨大进展，ICI 在多数国际权威指南中被推荐使用。CSCO 发布的相关指南建议，帕博利珠单抗可单药或与化疗联合用于复发 / 转移性 SCCHN 的一线治疗；对于一线铂类药物治疗失败的复发 / 转移性 SCCHN，采用抗 PD-1 单抗单药进行二线和挽救治疗。

1. 一线治疗

在Ⅲ期 KEYNOTE-048 研究中，试验者分别设置了帕博利珠单抗单药（P）组、帕博利珠单抗联合化疗（P＋C）组，铂类联合 5-Fu 的化疗基础上联合西妥单抗（E）组。以对 PD-L1 联合阳性评分（combined positive score, CPS）≥ 20、CPS ≥ 1 和总人群不同亚组的 PFS 和 OS 作为主要终点，比较三组得到：对于 CPS ≥ 20 和 CPS ≥ 1 患者，P 组中位 OS 均高于 E 组（14.9 个月 vs. 10.8 个月，12.3 个月 vs. 10.4 个月）；P＋C 组中，CPS ≥ 20 患者中位 OS 为 14.7 个月，CPS ≥ 1 患者中位 OS 为 13.6 个月，E 组则为 11.0 个月（CPS ≥ 20）和 10.4 个月（CPS ≥ 1）。此项研究有力支持了帕博利珠单抗单药或与化疗联合应用于复发 /

转移性 SCCHN 的一线治疗。目前，帕博利珠单抗已获得 FDA 批准用于不可切除的复发 / 转移性 SCCHN 患者的一线治疗，并获得国家药品监督管理局（National Medical Products Administration，NMPA）的批准，可单药用于肿瘤表达 PD-L1（CPS ≥ 20）的可切除的复发 / 转移性 SCCHN 患者的一线治疗。2021 年 CSCO 发布的相关指南建议可以使用在顺铂 / 卡铂联合 5-Fu 的化疗基础上联合帕博利珠单抗的治疗方案并维持治疗至疾病进展，具有 PD-L1 阳性（CPS ≥ 1）适应证患者可采用每 3 周 1 次 200mg 剂量的帕博利珠单抗单药进行一线治疗。

2. 二线治疗

1）纳武利尤单抗

作为高度人源性的 IgG 4 型单克隆抗体，纳武利尤单抗在前瞻性Ⅲ期 CheckMate141 研究中与研究者选定的传统靶向药物进行对比试验。在纳入的 361 例铂类药物复发 / 难治性转移性 SCCHN 患者中，纳武利尤单抗组的 ORR 为 13.3%，对比传统靶向药物组的 5.8% 有显著改善；中位 OS 延长（7.5 个月 vs. 5.1 个月，$P = 0.01$），1 年 OS 率提高（36.0% vs. 16.6%），对于各亚型均有效，且以 PD-L1 > 1% 或 HPV 阳性亚组中表现的效益更为明显；纳武利尤单抗组对比传统靶向药物组，患者生存质量也有了提高；安全性方面，3 ～ 4 级治疗相关不良事件（treatment-related adverse events，TRAE）发生率也较低（13.1% vs. 35.1%），主要表现为疲乏和甲状腺功能减退。FDA 将纳武利尤单抗作为铂类药物化疗后复发 / 转移性 SCCHN 的突破性疗法，《头颈部肿瘤诊疗指南 2021》将其作为二线治疗的ⅠA 类推荐单药。

2）帕博利珠单抗

帕博利珠单抗同为 IgG 4 型单克隆抗体，最早在 KEYNOTE-012 的Ⅰb 期的试验中表现出对复发 / 转移性 SCCHN 的治疗效果。Ⅱ期 KEYNOTE-055 研究主要评价了帕博利珠单抗在对铂类药物和西妥昔单抗治疗无效的复发 / 转移性 SCCHN 患者的治疗效果，其表现出较好的抗肿瘤效果和较轻的不良反应。随后开展的以 OS 为主要终点的Ⅲ期 KEYNOTE-040 研究，分为帕博利珠单抗组与研究者选定标准化疗方案组。2019 年，《柳叶刀》（The Lancet）报告了这一临床试验结果，帕博利珠单抗组对比标准化疗方案组具有更长的中位 DOR 及更高的存活率，中位 OS 分别为 8.4 个月和 6.9 个月，具有临床生存获益。在帕博利珠单抗组中，PD-L1 表达阳性的患者较全体患者具有更高的缓解率（17.3% vs. 14.6%），因此肿瘤表达 PD-L1 的患者最有可能从这一类型的免疫治疗药物中受益。《头颈部肿瘤诊疗指南 2021》将帕博利珠单抗以每 3 周 1 次、每次 200mg 的剂量作为Ⅱ级推荐的单药。

三、小结

SCCHN 作为具有免疫治疗敏感性的常见肿瘤之一，其免疫治疗药物帕博利珠单抗和纳武利尤单抗等在通过有效临床试验后被《头颈部肿瘤诊疗指南 2021》推荐为复发性 / 转移性 SCCHN 的规范用药。仍在进行的一线复发 / 转移性 SCCHN 研究以 ICI 的联合应用及 PD-1 抑制剂联合靶向药物为主要研究方向。鉴于免疫治疗在晚期 SCCHN 中的成功，其在局部晚期 SCCHN 治疗中的应用和疗效令人期待。

第二节　鼻咽癌免疫治疗规范

一、概述

鼻咽癌（nasopharyngeal carcinoma，NPC）是我国高发的头颈部恶性肿瘤之一，有明显的地区分布差异，以南方特别是广东地区常见。对于早期未发生转移的 NPC，以放疗为主的治疗手段即能达到满意的治疗结果；对于部分发生远处转移及 5 年内复发的 NPC，全身化疗虽为一线治疗，但疗效不理想。目前，免疫治疗在肿瘤领域的广泛应用，让以 ICI 为代表的免疫治疗为 NPC 的治疗提供了新的思路。

NPC 作为鼻咽部的上皮来源肿瘤，主要亚型为角化性鳞状细胞癌、非角化性分化 / 未分化型 NPC，其中以非角化性 NPC 为主（95%），并且 90% 以上存在 EB 病毒（Epstein-Barr virus，EBV）感染。EBV 主要感染上皮细胞和 B 细胞，通过甲基化修饰沉默多种细胞内肿瘤抑制基因，使表观遗传改变导致 NPC 发生及其易感性发生变化。潜伏在 NPC 中的 EBV 表达弱免疫原性肿瘤相关蛋白，下调 HLA 抗原表达因而产生免疫逃逸。与 SCCHN 的肿瘤抑制性微环境类似，研究显示 NPC 肿瘤细胞表面 PD-L1 高度表达，NPC 间质无功能淋巴细胞及抑制性细胞因子浸润丰富，两者都使机体对 NPC 的免疫应答低下。因此，增强机体的抗肿瘤反应是 NPC 免疫治疗的理论基础。

NPC 免疫治疗主要应用 ICI，目前以 PD-1 靶点为研究主流，代表单药有特瑞普利单抗、卡瑞利珠单抗、帕博利珠单抗及纳武利尤单抗。其他 ICI 还包括 PD-L1 抑制剂（阿替利珠单抗、度伐利尤单抗）、PD-1 和 CTLA-4 的双特异性抑制剂（XmAb20717、AK104）。

二、复发 / 转移性 NPC 免疫治疗关键研究

1. 一线治疗

1）卡瑞利珠单抗

卡瑞利珠单抗首先在 SHR-1210-101 研究中作为一线治疗失败复发 / 转移性 NPC 的治疗单药，ORR 为 34%，表现出明显的临床获益。2021 年，《柳叶刀 - 肿瘤学》（The Lancet Oncology）报道了卡瑞利珠单抗联合吉西他滨与顺铂（GP 方案）化疗一线治疗复发 / 转移性 NPC 研究（CAPTAIN-1ST 研究）的中期分析结果，这也是全球首个发表的 ICI 联合化疗一线治疗复发 / 转移性 NPC 的 III 期多中心随机对照研究，结果提示卡瑞利珠单抗联合化疗组对比安慰剂联合化疗组，中位 PFS（10.8 个月 vs. 6.9 个月）和中位 DOR（9.9 个月 vs. 5.7 个月）均得到了显著提升，两组 OS 暂未达到。基于该结果，卡瑞利珠单抗被 NMPA 批准与 GP 方案联合应用于局部复发 / 转移性 NPC 的一线治疗。CSCO 也将卡瑞利珠单抗与 GP 方案联合应用作为复发 / 转移性 NPC 的一线治疗方案写入相关指南，用法为每次 200mg、每 3 周 1 次，并在化疗结束后给予卡瑞利珠单抗维持治疗。

2）特瑞普利单抗

JUPITER-02 是一项评估特瑞普利单抗或安慰剂联合 GP 方案用于一线治疗复发 / 转移性 NPC 的 III 期多中心、双盲、随机对照研究，其期中分析结果于 2021 年 9 月刊登在 Nature Medicine。特瑞普利单抗联合化疗组的中位 PFS 为 11.7 个月，高出安慰剂联合化疗组 3.7 个月，降低疾病进展或死亡风险 48%（HR ＝ 0.52）；相比安慰剂联合化疗组，特瑞普利单抗联合化疗组 1 年 PFS 从 27.9% 提高到 49.4%，中位 DOR 从 5.7 个月提升到 10.0 个月，两组中位 OS 目前均未达到。基于此项研究结果，NMPA 已受理特瑞普利单抗联合 GP 方案用于 NPC 一线治疗的上市申请，此项方案有望成为 NPC 一线治疗的新选择。

2. 二线治疗

1）特瑞普利单抗

名为 POLARIS-02 的 II 期前瞻性、多中心、开放性研究是由中国发起的全球规模最大的 NPC 免疫治疗研究，其评估了特瑞普利单抗单药用于一线治疗失败的复发 / 转移性 NPC 的治疗效果。报告结果 ORR 达 20.5%，中位 OS 和中位 DOR 均延长。同时注意到研究中既往治疗线数越少的患者，其 ORR 越高，特

瑞普利单抗在二线、三线治疗中均可起到缓解作用。CSCO 将特瑞普利单抗作为复发 / 转移性 NPC 的二线治疗方案Ⅱ级推荐，剂量为每次 240mg、每 2 周 1 次。

2）帕博利珠单抗

KEYNOTE-028 是第一个 NPC 免疫治疗ⅠB 期研究，以帕博利珠单抗单药用于晚期复发 / 转移性且 PD-L1 表达 ≥ 1% 的 NPC 患者，ORR 为 25.9%，中位 PFS 为 6.5 个月，中位 OS 为 16.5 个月。对比其他实体性肿瘤，帕博利珠单抗表现出对 NPC 较好的抗肿瘤活性。NCT02611960 研究对比帕博利珠单抗与标准化疗单药对复发 / 转移性 NPC 的疗效，结果显示中位 OS 分别为 17.2 个月和 15.3 个月。CSCO 将帕博利珠单抗作为复发 / 转移性 NPC 的二线治疗方案Ⅲ级推荐，剂量为每次 200mg、每 3 周 1 次。

3）纳武利尤单抗

纳武利尤单抗作为二线及以上治疗单药，在 NCI-9742 研究中被用于评估对复发 / 转移性 NPC 患者的疗效，结果显示 ORR 为 20.5%，中位 PFS 为 2.8 个月，中位 OS 为 17.1 个月。CSCO 将纳武利尤单抗作为复发 / 转移性 NPC 的二线治疗方案Ⅲ级推荐，剂量为每次 240mg、每 2 周 1 次。

三、小结

免疫治疗目前是 NPC 治疗领域研究热点之一。一系列临床试验数据证明，通过免疫治疗，复发 / 转移性 NPC 患者得到了更好的疗效、更长的生存期，且治疗具有较好的安全性。随着免疫治疗在晚期 NPC 治疗模式的突破，全球特别是中国开展了多项免疫治疗在局部晚期 NPC 治疗中的临床研究，这些临床研究的结果将为免疫治疗在局部晚期 NPC 的治疗模式开启新局面。

（吴边　杨坤禹）

参考文献

[1]ALLEN C T, JUDD N P, BUI J D,et al.The clinical implications of antitumor immunity in head and neck cancer[J].The Laryngoscope,2012,122(1):144-157.

[2] 赵卿，张晓月，李明 . 常见免疫抑制剂在头颈部鳞状细胞癌的应用进展 [J]. 临床口腔医学杂志 ,2021,37(2):121-123.

[3]FERRIS R L, BLUMENSCHEIN G, FAYETTE J,et al.Nivolumab for recurrent squamous-cell carcinoma of the head and neck[J].The New England journal of medicine,2016,375(19):1856-1867.

[4]SEIWERT Y T,BURTNESS B,MEHRA R, et al.Safety and clinical activity of pembrolizumab for treatment of recurrent or metastatic squamous cell carcinoma of the head and neck (KEYNOTE-012): an open-label, multicentre, phase 1b trial[J].The Lancet Oncology,2016,17(7):956-965.

[5]BAUML J, SEIWERT T Y, PFISTER D G,et al.Pembrolizumab for platinum- and cetuximab-refractory head and neck cancer: results from a single-arm, phase Ⅱ study[J].Journal of clinical oncology: official journal of the American Society of Clinical Oncology,2017,35(14):1542-1549.

[6]COHEN W E E,SOULIÈRES D,TOURNEAU L C, et al.Pembrolizumab versus methotrexate, docetaxel, or cetuximab for recurrent or metastatic head-and-neck squamous cell carcinoma (KEYNOTE-040): a randomised, open-label, phase 3 study[J].The Lancet,2019,393(10167):156-167.

[7]WONG K C W, HUI E P, LO K W,et al.Nasopharyngeal carcinoma: an evolving paradigm[J].Nature

reviews. Clinical oncology,2021,18(11):679-695.

[8]FENGHUA W,XIAOLI W,JIFENG F, et al.Efficacy, safety, and correlative biomarkers of toripalimab in previously treated recurrent or metastatic nasopharyngeal carcinoma: a phase Ⅱ clinical Trial (POLARIS-02)[J]. Journal of clinical oncology : official journal of the American Society of Clinical Oncology,2021,39(7):704-712.

[9]FANG W,YANG Y,MA Y, et al.Camrelizumab (SHR-1210) alone or in combination with gemcitabine plus cisplatin for nasopharyngeal carcinoma: results from two single-arm, phase 1 trials[J].The Lancet Oncology,2018,19(10):1338-1350.

[10]HAIQIANG M,QIUYAN C,DONGPING C, et al.Toripalimab or placebo plus chemotherapy as first-line treatment in advanced nasopharyngeal carcinoma: a multicenter randomized phase 3 trial[J].Nature medicine,2021,27(9):1536-1543.

第六章　胸部肿瘤免疫治疗规范

第一节　Ⅰ～Ⅲ期非小细胞肺癌免疫治疗规范

一、概述

肺癌是导致癌症患者死亡的主要原因之一，每年致超过170万例患者死亡。研究表明，非小细胞肺癌（NSCLC）占所有肺癌病例的85%，其治疗策略和生存预后与疾病分期息息相关。其中Ⅰ、Ⅱ期NSCLC的治疗策略以外科根治性切除手术为主，Ⅲ期NSCLC由于具有高度异质性，在临床诊疗方案的选择相对复杂，需多学科综合治疗以制订合理的诊疗方案。其中ⅢA期和少部分ⅢB期NSCLC为不可切除和可切除，ⅢC期和绝大部分ⅢB期为不可切除。对于不可切除者，治疗模式以根治性手术同步放化疗为主；对于可切除者，治疗模式为以外科为主的综合治疗。

在所有NSCLC中，约30%初诊时为可切除的早中期NSCLC，虽然根治性手术为早期和部分局部晚期NSCLC带来最优的局部控制，但仍有部分患者出现肿瘤复发或远处转移。多项临床随机对照研究证实：相较于单纯手术，术前新辅助化疗能够为NSCLC患者带来更好的生存获益，但是新辅助化疗仅能够将5年生存率提高5%左右。对于局部晚期NSCLC（ⅢA/N2）患者，采用新辅助放化疗相较于新辅助化疗，并未改善无事件生存（event free survival，EFS）率或生存结局，亦未降低局部失败率。因此，临床上急需更好的治疗策略来提高围手术期患者生存率。

对于不可切除的早中期NSCLC，这部分患者与Ⅳ期患者最显著的不同在于他们存在治愈的可能。接受放化疗的患者中位PFS很短（大约为8个月），5年时仅有15%的患者存活，大多数患者都不可避免地在同步放化疗后出现疾病进展。过去20年，通过改变同步放化疗方案，提高放疗剂量，巩固治疗和（或）加用EGFR抑制剂等手段，并未显著改善Ⅲ期不可切除NSCLC患者治疗效果。

近年来，ICI将肺癌的综合治疗带入了一个新的时代。多个ICI已经被各大权威指南推荐为驱动基因阴性晚期NSCLC患者一线或后线治疗的标准方案。与此同时，Ⅰ～Ⅲ期NSCLC的治疗模式也发生了改变。新辅助和辅助免疫治疗的方案已逐渐在早期NSCLC病例中应用，免疫巩固治疗已成为Ⅲ期不可切除的NSCLC标准治疗的一部分。

二、Ⅰ～Ⅲ期NSCLC新辅助免疫治疗关键研究

研究显示，早期初治的NSCLC患者体内存在大量肿瘤抗原，ICI能够激活抗肿瘤免疫反应、清除潜在的转移病灶并建立抗肿瘤的免疫记忆。从2017年CheckMate159公布数据开始，多项Ⅰ/Ⅱ期研究陆续公布数据，新辅助免疫治疗逐渐成为NSCLC治疗的研究热点。

1. 免疫单药治疗

CheckMate159是最早探索NSCLC新辅助免疫治疗的一项单臂、小样本临床研究。该研究纳入21例初治、可切除的Ⅰ～ⅢA期NSCLC患者，术前给予2个周期的纳武利尤单抗新辅助治疗，结果显示20例接受了根治性手术切除，其中9例（45%）达到了主要病理缓解（major pathological response，MPR），2例

31

达到了完全病理缓解（pathologic complete response，pCR）。

LCMC-3 研究是一项评估阿替利珠单抗用于初治 ⅠB～ⅢA 期或经筛选的 ⅢB 期 NSCLC 患者术前新辅助治疗效果的单臂Ⅱ期研究。101 例 ⅠB～ⅢB 期 NSCLC 患者接受阿替利珠单抗治疗，其中 90 例患者接受手术治疗，术后 ORR 为 7%，MPR 率为 18%（15/77），pCR 率为 5%（5/77）；2 例患者出现了与治疗无关的 5 级 AE（术后心脏疾病及疾病进展所致死亡），29 例患者出现 3～4 级 AE（6 例与治疗相关）。

2019 年世界肺癌大会（world conference on lung cancer，WCLC）公布了信迪利单抗用于初治、可切除的 ⅠA～ⅢB 期 NSCLC 患者术前新辅助治疗的疗效：pCR 率为 16.2%（6/37），MPR 率为 40.5%（15/37）。

一项Ⅰ期单中心研究评估了帕博利珠单抗新辅助治疗Ⅰ～Ⅱ期可切除 NSCLC 的安全性，该研究共纳入了 26 例患者，结果显示 MPR 率为 27%（7/26），pCR 率为 12%（3/26），3～4 级 TRAE 率为 8%。

以上研究药物安全性均在可控范围，较高的 MPR 也预示着免疫新辅助治疗的良好前景。

2. 免疫联合治疗

1）免疫联合免疫

NEOSTAR 是一项对比了纳武利尤单抗单药和纳武利尤单抗联合伊匹木单抗双免疫新辅助治疗可切除 NSCLC 患者疗效的Ⅱ期临床研究，结果显示总体 MPR＋pCR 率为 25%（11/44），单药组和联合组分别为 17% 和 33%；18%（8/44）患者达到 pCR，单药组和联合组分别为 9% 和 29%；总体的手术切除率为 89%；提示双免疫联合治疗优于单药免疫新辅助治疗，两种治疗方式的切除率与既往新辅助化疗研究相当。

2）免疫联合化疗

NADIM 是首个探索免疫联合化疗在ⅢA 期 NSCLC 患者中疗效的Ⅱ期研究，共纳入 46 例可切除的ⅢA 期 NSCLC 患者。患者术前先接受纳武利尤单抗联合卡铂和紫杉醇新辅助治疗，术后再进行 1 年的纳武利尤单抗辅助治疗（240mg，每 2 周 1 次，持续 4 个月；480mg，每 4 周 1 次，持续 8 个月），主要终点为意向治疗（intention to treat，ITT）人群和方案治疗人群的 24 个月 PFS 率。结果显示 MPR 率为 85.4%（35/41），pCR 率为 71.4%（25/35），接受手术的 41 例患者均达到完全切除（R0 切除），同时安全性良好。在 2021 年 WCLC 上公布的 NADIM 研究最新随访数据显示，在 ITT 人群中，纳武利尤单抗联合化疗新辅助治疗的 36 个月和 42 个月 PFS 率相同，均为 69.6%；在按方案治疗人群中，36 个月和 42 个月 PFS 率同样一致，均为 81.8%。良好的生存数据预示新辅助免疫联合化疗有望将局部晚期 NSCLC 转变为一种可以治愈的疾病。

对于ⅢA（N2）期 NSCLC 患者，顺铂＋多西他赛新辅助化疗后手术的 1 年 EFS 率约为 48%，是目前的标准治疗方式。2020 年 ASCO 报道的 SAKK16/14 研究提示在顺铂＋多西他赛新辅助化疗后序贯度伐利尤单抗能够获得高于单纯化疗的高应答率和 EFS 率。此项新辅助方案采用 3 个周期的顺铂＋多西他赛化疗，之后 2 个周期用度伐利尤单抗 750mg（每 2 周 1 次），术后度伐利尤单抗用至 1 年，主要终点为 1 年 EFS，67 例患者纳入全分析集，新辅助化疗和序贯新辅助免疫治疗的影像学反应率为 43% 和 58%；55 例患者手术，34 例（62%）达到 MPR，10 例（18%）达到 pCR；术后淋巴结降期见于 67% 患者，93% 为 R0 切除，治疗前 PD-L1 表达对 MPR 或淋巴结降期无显著影响，1 年 EFS 率为 73%，中位随访 28.6 个月，中位 EFS 和 OS 尚未达到。既往Ⅰ～Ⅲ期肺癌患者中免疫新辅助治疗的 MPR 率为 19%～45%，pCR 率为 5%～15%，因此度伐利尤单抗加入新辅助化疗中表现出良好的潜力。

CheckMate816 研究是一项Ⅲ期开放性随机研究，旨在评价纳武利尤单抗联合化疗作为新辅助治疗用于可切除 NSCLC 的疗效，入组患者为 ⅠB～ⅢA 期可切除 NSCLC，术前随机接受纳武利尤单抗（360mg）联合基于组织学分型的含铂双药化疗（每 3 周 1 次，最多 3 个周期）和单用含铂双药化疗（每 3 周 1 次，最多 3 个周期），两组各 179 例，主要终点为 pCR 和 EFS，关键次要终点包括 OS、MPR 及至死亡或远处转移的时间。ITT 人群中，术前接受纳武利尤单抗联合化疗新辅助治疗的患者 pCR 率达 24.0%，单用化疗组仅为 2.2%（OR = 13.94，99%CI：3.49 ～ 55.75，P < 0.0001）；手术人群中，纳武利尤单抗联合化疗组 pCR 率为 30.5%，单用化疗组为 3.2%；亚组分析结果显示，无论肿瘤分期（ⅠB ～ Ⅱ 期 / ⅢA 期）、组织学类型（鳞状细胞癌或非鳞状细胞癌）、PD-L1 表达水平（< 1% 或 ≥ 1%）、TMB（< 12.3mut/Mb 或 ≥ 12.3mut/Mb）等，纳武利尤单抗联合化疗组的 pCR 率均显著优于单用化疗组，同时，纳武利尤单抗联合化疗组的 MPR 率也显著高于单用化疗组（36.9% vs. 8.9%，OR = 5.70，99%CI：3.16 ～ 10.26）；探索性分析显示，纳武利尤单抗联合化疗组较单用化疗组观察到更高的 ctDNA 清除率（56% vs. 34%），且 ctDNA 清除也提示更高的 pCR 率：纳武利尤单抗联合化疗组中，ctDNA 清除与未清除人群的 pCR 率分别为 46% 和 0，表明纳武利尤单抗联合化疗组 ctDNA 清除率高于单用化疗组，与 pCR 可能相关。作为全球首个证实免疫联合化疗新辅助治疗能够为可切除 NSCLC 患者带来 pCR 显著改善的Ⅲ期临床试验，CheckMate816 研究无疑具有里程碑式的重要意义，让我们看到免疫治疗的加入带来了 pCR 率近 10 倍的提高（24.0% vs. 2.2%），以及 MPR 率的显著提升（36.9% vs. 8.9%）。

三、I ～ Ⅲ期 NSCLC 辅助免疫治疗关键研究

辅助化疗是目前应用最广泛的辅助治疗方式之一，但辅助化疗能够带来的生存获益相对有限，5 年生存率比仅接受手术治疗的患者高 5.4%，并且在超过 60% 的患者中观察到 3 级及以上毒性。

IMpower010 是首个针对可切除 NSCLC 患者根治性治疗以后进行免疫巩固治疗取得无病生存(disease-free survival，DFS）率显著改善结果的临床研究，这是一项Ⅲ期随机、多中心、开放标签的研究，在 22 个国家和地区的 227 个中心进行，入组 ⅠB ～ ⅢA 期的根治性手术的 NSCLC 患者。1005 例患者随机分配到铂类辅助化疗（1 ～ 4 个周期）后接受辅助性阿替利珠单抗（1200mg，每 3 周 1 次，16 个周期或 1 年）组（507 例）和最佳支持治疗（观察和定期监测病复发）组（498 例），每组 495 例患者接受治疗，主要终点为 DFS 率，按照以下因素逐层分析：首先在肿瘤细胞 PD-L1 表达 ≥ 1% 的 Ⅱ ～ ⅢA 期人群亚组（SP263），然后是所有的 Ⅱ ～ ⅢA 期人群，最后是 ITT 人群（ⅠB ～ ⅢA 期）。结果显示，在 Ⅱ ～ ⅢA 期人群中，经过 32.2 个月（IQR 为 27.4 ～ 38.3）的中位随访后，与对照组相比，阿替利珠单抗治疗 DFS 率提高；在肿瘤细胞 PD-L1 表达 ≥ 1% 的 Ⅱ ～ ⅢA 期人群中，阿替利珠单抗组的 3 年 DFS 率为 60%，最佳支持治疗组为 48%（HR = 0.66，95%CI：0.50 ～ 0.88，P = 0.0039）；在 Ⅱ ～ ⅢA 期人群的所有患者中，阿替利珠单抗组的 3 年 DFS 率为 56%，最佳支持治疗组为 49%（HR = 0.79，95%CI：0.64 ～ 0.96，P = 0.020）；在 ITT 人群中，阿替利珠单抗组的 3 年 DFS 率为 58%，最佳支持治疗组为 53%（HR = 0.81，95% CI：0.67 ～ 0.99，P = 0.040）。

IMpower010 显示，在切除的 Ⅱ ～ ⅢA 期 NSCLC 患者中，与辅助化疗后的最佳支持治疗相比，阿替利珠单抗具有无病生存获益，尤其在肿瘤细胞 PD-L1 表达 ≥ 1% 的人群亚组中具有更显著获益，并且发现没有新的安全信号。2021 年 10 月 15 日，FDA 批准了阿替利珠单抗用于 PD-L1 ≥ 1% 的 Ⅱ ～ ⅢA 期 NSCLC 患者接受手术和含铂化疗后的辅助治疗。阿替利珠单抗成为首个获批用于 NSCLC 辅助治疗的免疫治疗药物。

四、Ⅲ期不可切除 NSCLC 免疫治疗关键研究

放疗可能会上调 PD-L1 及其他细胞表面标志物的表达。这种诱导肿瘤细胞免疫调节改变的作用为添加 ICI 产生协同效应提供了机会，ICI 被证实可用于局部晚期 NSCLC 同步放化疗后的巩固治疗。

1.PACIFIC 研究

PACIFIC研究是一项针对不可切除局部晚期NSCLC接受根治性同步放化疗(concurrent chemoradiotherapy， cCRT）后，予以度伐利尤单抗巩固治疗对比安慰剂的Ⅲ期随机对照研究。结果显示 cCRT 后度伐利尤单抗巩固治疗组与安慰剂组的中位 PFS 分别为 16.9 个月和 5.6 个月（$P < 0.001$），度伐利尤单抗巩固治疗组的 ORR、DOR、发生远处转移的时间均显著优于安慰剂组。2021 年 ASCO 大会公布了该研究的 5 年长期随访数据，度伐利尤单抗巩固治疗组和安慰剂组的中位 OS 分别是 47.5 个月和 29.1 个月，5 年 OS 率分别是 42.9% 和 33.4%。基于这一结果，PACIFIC 模式已成为不可切除Ⅲ期 NSCLC 患者的治疗新标准，被国内外多个相关指南推荐使用。

2.PACIFIC-6 研究

PACIFIC-6（NCT03693300）是一项评估Ⅲ期不可切除NSCLC序贯放化疗（sequential chemoradiotherapy，sCRT）后未进展的患者使用度伐利尤单抗的Ⅱ期研究。2022 年欧洲肺癌大会公布了该研究的安全性和疗效分析。截至 2021 年 7 月 15 日，94.9% 的患者发生了 AE，76.9% 的患者发生了 TRAE。其中 18.8% 发生 3 ～ 4 级 AE，4.3% 发生 3 ～ 4 级 TRAE。肺炎是导致治疗终止的最常见的 TRAE（10.3%）。疗效分析：PS0-1 分队列中，中位 PFS 为 13.1 个月，中位 OS 为 25.0 个月。研究结果显示 sCRT 后度伐利尤单抗治疗与 PACIFIC 研究中 cCRT 后度伐利尤单抗治疗具有相似的安全性，并在老年体弱人群中显示出非常好的疗效。

3.GEMSTONE-301 研究

GEMSTONE-301 是一项由我国学者吴一龙教授牵头设计开展的随机双盲、安慰剂对照的Ⅲ期研究，旨在评估在 cCRT 或 sCRT 后未进展的Ⅲ期不可切除 NSCLC 患者接受舒格利单抗作为巩固治疗对比安慰剂的有效性和安全性。结果显示：试验前接受 cCRT 的患者，舒格利单抗组和安慰剂组的中位 PFS 为 10.5 个月和 6.4 个月（HR = 0.66）；试验前接受 sCRT 的患者，两组中位 PFS 为 8.1 个月和 4.1 个月（HR = 0.59）；中位 OS 数据尚未成熟，但舒格利单抗组已经显示出明显的获益趋势（未达到 vs. 24.1 个月，HR = 0.44）；舒格利单抗组和安慰剂组的 18 个月 OS 率分别为 82% 和 60%；安全性方面，舒格利单抗的耐受性良好。

4.KEYNOTE-799 研究

KEYNOTE-799 研究是一项探索帕博利珠单抗联合 cCRT 治疗Ⅲ期不可切除的局部晚期 NSCLC 患者的非随机Ⅱ期临床研究。研究纳入既往未经治疗、不可切除、病理学证实的ⅢA ～ C 期 NSCLC 患者，队列 A（鳞状细胞癌和非鳞状细胞癌，$n = 112$）、队列 B（仅非鳞状细胞癌，$n = 104$）均接受帕博利珠单抗、化疗和放疗。研究结果显示，A 组、B 组患者的 ORR 均超过 70%（A 组 70.5%，B 组 70.6%）；两组中位缓解时间未达到，但分别有 79.7% 和 75.6% 的患者的缓解时间超过 12 个月；A 组、B 组患者 1 年 OS 率均大于 80%；两组 3 级及以上肺炎发生率分别为 8.0% 和 7.9%。因此，帕博利珠单抗联合 cCRT 显示了良好的抗肿瘤活性和可管理的安全性。

（刘翩　徐双兵）

第二节　晚期／转移非小细胞肺癌免疫治疗规范

一、概述

对于早期非小细胞肺癌（NSCLC），手术仍是首选治疗原则，可取得良好的治疗效果。然而超过 70% 的 NSCLC 患者在确诊时，已经处于晚期或转移性阶段（Ⅲ和Ⅳ期），对于晚期 NSCLC 患者而言，传统临床疗法包括手术、放疗、化疗等，虽能取得一定的效果，但疗效有限且毒副作用较大，整体效果欠佳。对于驱动基因阳性的晚期 NSCLC 患者，使用靶向药物取得了突出的治疗效果且已成为驱动基因突变型晚期 MSCLC 患者的一线治疗方案。但这仅针对驱动基因阳性的患者，且极易产生耐药性。因此，急需新的治疗方法来解决这一问题。近年来，免疫检查点抑制剂特别是 PD-1/PD-L1、CTLA-4 抑制剂，已经使肺癌晚期患者看到了希望。随着医学研究水平的不断提高，人们对于免疫抑制的认知愈加广泛，越来越多的研究人员开始对免疫治疗进行更加深入的探讨。目前，已有多项旨在评估 PD-1/PD-L1 抑制剂在晚期 NSCLC 患者一线、二线乃至后线治疗中应用价值的临床试验相继展开，对免疫治疗耐药机制、克服耐药的相应治疗策略以及免疫治疗联合的"免疫治疗＋"模式的疗效及安全性也相继展开了研究。

二、晚期及局部晚期 NSCLC 免疫治疗关键研究

目前，以 PD-1/PD-L1 抑制剂为代表的免疫检查点抑制剂为晚期肺癌患者带来了临床获益，帕博利珠单抗、纳武利尤单抗、阿替利珠单抗、卡瑞利珠单抗等临床使用最为普遍。对于帕博利珠单抗的单药治疗以及联合化疗在晚期 NSCLC 患者中的疗效和安全性已展开多项研究并得到认可，获 FDA 批准应用到临床晚期 NSCLC 患者的一线、二线治疗，取得了良好的治疗效果，且安全性可控。

1. 帕博利珠单抗

帕博利珠单抗是针对 PD-1 的人源化 IgG4 单克隆抗体。KEYNOTE-001 研究首次评估了其单药用于治疗晚期 NSCLC 的有效性和安全性，并发现在 PD-L1 高表达的患者中该药治疗效果更好。KEYNOTE-042 研究是一项针对 PD-L1 表达 ≥ 1% 且无 *EGFR/ALK* 突变的晚期 NSCLC 患者的 Ⅲ 期临床研究，该研究对比了帕博利珠单抗和含铂双药一线治疗的疗效，结果显示在 PD-L1 阳性表达人群中，帕博利珠单抗治疗组均较化疗组显著延长了患者的 OS，且 PD-L1 表达越高，免疫治疗获益越显著。一项随机、开放标签的多队列研究（KEYNOTE-021）评估了在铂类双药化疗中加入帕博利珠单抗是否能提高对晚期非鳞状 NSCLC 患者的疗效，结果显示，与单独使用卡铂＋培美曲塞化疗相比，加用帕博利珠单抗可显著提高患者的 ORR 和 PFS。2017 年 5 月，FDA 批准帕博利珠单抗联合培美曲塞 / 卡铂作为无 *EGFR/ALK* 突变的晚期非鳞状 NSCLC 患者的一线治疗。另外，KEYNOTE-189 和 KEYNOTE-407 也对帕博利珠单抗联合化疗一线治疗晚期 NSCLC 患者的疗效进行了进一步的评估，结果显示，一线治疗帕博利珠单抗联合培美曲塞 / 卡铂化疗显著改善了转移性非鳞状 NSCLC 患者的 OS 和 PFS，无论 PD-L1 表达情况如何。KEYNOTE-010 研究评估了帕博利珠单抗与多西他赛化疗对二线治疗 PD-L1 表达的晚期 NSCLC 患者的疗效，结果显示帕博利珠单抗组较多西他赛组有显著 OS 获益且 PD-L1 高表达者获益更明显。该研究进一步表明帕博利珠单抗作为晚期肺癌单药免疫治疗的疗效，也再次证明了 PD-L1 表达水平可作为免疫治疗的疗效预测指标。以上研究表明，帕博利珠单抗可在晚期 NSCLC 患者的一线、二线治疗中发挥重要作用。

2. 纳武利尤单抗

纳武利尤单抗是一种抗 PD-1 的全人源化 IgG4 单克隆抗体，于 2018 年 6 月获得 NMPA 的批准，成为中国首个获批的 PD-1 抑制剂。迄今，多项临床试验对纳武利尤单抗单药在晚期 NSCLC 的一线、二线治疗中的疗效进行了研究。CheckMate017 和 CheckMate057 两项国际临床试验分别评估了晚期鳞状 NSCLC 和晚期非鳞状 NSCLC 中纳武利尤单抗的疗效和安全性。结果显示，对比多西他赛组，纳武利尤单抗组无论在鳞状 NSCLC 或非鳞状 NSCLC 中，OS 和 ORR 均较高，且安全性均明显优于多西他赛组。CheckMate 078 是一项随机、开放标签的 Ⅲ 期临床试验，主要终点是 OS，次要终点包括 ORR、PFS 和安全性。其报告了在无 *EGFR/ALK* 突变的化疗后进展的晚期 NSCLC 患者中，纳武利尤单抗治疗同样获益，其 OS 明显升高。此

外，研究表明，在晚期鳞状 NSCLC 患者中，无论 PD-L1 的阳性率如何，纳武利尤单抗治疗都有益，而在非鳞状 NSCLC 人群中，纳武利尤单抗治疗对 PD-L1 阳性患者疗效更显著。PD-1/PD-L1 抑制剂和 CTLA-4 抑制剂是目前应用最广泛的免疫检查点抑制剂，PD-1 和 CTLA-4 分别作用于免疫激活的不同阶段，两者的联合能达到协同作用。纳武利尤单抗（抗 PD-1）和伊匹木单抗（抗 CTLA-4）是最早的免疫治疗组合，于 2015 年 9 月获得 FDA 批准用于转移性黑色素瘤的一线治疗。近年来，纳武利尤单抗联合伊匹木单抗在Ⅳ期 NSCLC 中的研究也在广泛开展。一项开放性的Ⅲ期临床试验将Ⅳ期或复发性 NSCLC 且 PD-L1 表达 ≥ 1% 的患者以 1∶1∶1 的比例分组，分别接受纳武利尤单抗联合伊匹木单抗治疗、单用纳武利尤单抗治疗和化疗。研究结果表明，在 NSCLC 患者中，使用纳武利尤单抗联合伊匹木单抗的一线治疗，患者的 OS 更长，患者耐受性良好，且与 PD-L1 表达水平无关。在 CheckMate 227 研究中，与化疗相比，纳武利尤单抗联合伊匹木单抗的一线治疗显著延长了晚期 NSCLC 和高 TMB 患者的 PFS。

目前，针对 *EGFR/ALK* 驱动基因阳性的晚期 NSCLC 患者，TKI 靶向治疗已被证明可显著改善患者的预后，成为标准一线治疗方案。然而靶向 TKI 的耐药问题也相继出现，克服耐药及靶向治疗耐药后的后续治疗的选择有待进一步探索。研究报道 *EGFR* 突变与肿瘤细胞 PD-L1 高表达显著相关，免疫治疗可能成为靶向治疗耐药后的一种可供选择的治疗方法，同时，这也为免疫治疗联合 *EGFR-TKI* 靶向治疗提供了依据。

3. 阿替利珠单抗

阿替利珠单抗是一种人源化抗 PD-L1 单克隆抗体。2016 年 10 月，FDA 批准阿替利珠单抗用于 NSCLC 的二线治疗。POPLAR 和 OAK 分别在Ⅱ、Ⅲ期临床试验中对阿替利珠单抗二线治疗晚期 NSCLC 的疗效和安全性进行了评估。两个研究均显示，对比多西他赛组，阿替利珠单抗组 OS 显著提高，且患者 OS 率与 PD-L1 表达情况呈正相关，并且 3 ～ 4 级 AE 发生率更低。另外，还有研究表明，在低或无 PD-L1 表达的晚期 NSCLC 患者中，阿替利珠单抗治疗仍有获益。近年来，有研究发现贝伐珠单抗可增强免疫检查点抑制剂的疗效。IMpower150 评估了阿替利珠单抗联合贝伐珠单抗和化疗在以往未接受过化疗的转移性非鳞状 NSCLC 患者中的疗效。结果显示，在贝伐珠单抗联合化疗的基础上加用阿替利珠单抗可显著改善转移性非鳞状 NSCLC 患者的 PFS 和 OS，无论 PD-L1 表达和 *EGFR / ALK* 基因改变状态如何。因此，该方案将成为转移性非鳞状 NSCLC，尤其是肝转移和 *EGFR/ALK* 阳性 NSCLC 患者的新型治疗方案。FDA 批准了阿替利珠单抗＋贝伐珠单抗＋紫杉醇＋卡铂一线治疗转移性非鳞状 NSCLC 的适应证，但同时 4 药联合治疗中有 57% 的患者出现了 3 ～ 4 级 AE，因此在实际使用时，需充分评估患者的功能状态，减少 AE 的发生，以获得更大的治疗效果。

三、驱动基因阳性的晚期 NSCLC 免疫治疗关键研究

目前研究表明，免疫治疗作为新兴的抗肿瘤疗法，可改善晚期 NSCLC 患者的生存及预后。然而，驱动基因阳性 NSCLC 患者对免疫检查点抑制剂单药治疗的反应较差，而免疫联合治疗方案可取得较好的临床获益。*EGFR* 突变与组织 PD-L1 高表达显著相关，可通过调控 p-ERK1/2p-c-Jun 信号轴来上调 PD-L1 的表达，进而介导肿瘤的免疫逃逸。

近年来，已有早期临床研究对免疫检查点抑制剂联合 *EGFR*-TKI 靶向治疗的临床疗效和安全性开展了初步探索。一项Ⅰ期临床研究评估了纳武利尤单抗联合厄洛替尼在晚期 *EGFR* 突变 NSCLC 患者中的疗效。该研究共纳入 20 例经 TKI 治疗后进展的患者和 1 例 TKI 初治患者，结果显示，5 例患者出现了治疗相关的 3 级毒性反应，4 级及以上毒性反应未见；在 TKI 治疗的人群中，ORR 为 15%，24 周 PFS 率为 48%。该研

究证明纳武利尤单抗联合厄洛替尼治疗是可以耐受的，且在 *EGFR* 突变、TKI 治疗后的 NSCLC 患者中具有更显著持久的反应。一项单臂、多中心、Ⅱ期临床试验评价了卡瑞利珠单抗联合阿帕替尼作为对一线治疗失败后 NSCLC 患者的二线治疗的有效性和安全性。结果显示，对于 *EGFR* 或 *ALK* 驱动基因突变的复发/转移性非鳞状 NSCLC 患者，卡瑞利珠单抗联合阿帕替尼可使既往接受过一线治疗的晚期非鳞状 NSCLC 患者有获益，ORR 和 1 年 OS 率得到提升。因此，这种免疫联合靶向治疗方案在 *EGFR* 突变 NSCLC 患者中可取得较好的疗效，但同时患者易出现 AE，因此需要进一步研究联合疗法的最佳剂量、给药顺序等，在解决临床安全性问题的同时提高疗效。

除了 *EGFR* 突变外，*EML4-ALK* 阳性和 *KRAS* 突变阳性的晚期 NSCLC 患者的免疫治疗相关研究也正在相继开展。文献表明，*EML4-ALK* 融合基因也可上调肿瘤细胞 PD-L1 的表达，研究显示，接受 TKI 治疗后的 *ALK* 融合基因阳性的晚期 NSCLC 患者二线使用免疫治疗的效果低于未突变的患者，且不论 PD-L1 的表达，一线或二线使用免疫治疗的患者 OS 明显低于使用化疗的患者。既往研究表明，*KRAS* 突变可激活下游的相关通路从而促进 PD-L1 的表达，产生免疫逃逸，促进肿瘤发展。Passiglia 等研究了纳武利尤单抗在治疗 *KRAS* 突变的晚期 NSCLC 患者中的疗效和安全性，结果显示，纳武利尤单抗是一种有效且安全的治疗选择，适用于既往接受过治疗的晚期非鳞状 NSCLC 患者，而无论 *KRAS* 突变如何。Amanam 等研究了 *KRAS* 突变亚型和并发致病突变对 OS 和 PD-L1 表达的影响，结果显示，接受免疫治疗的患者的中位 OS 高于未接受免疫治疗的患者，且 *KRAS G12D* 和 *STK11* 突变患者的预后及免疫治疗效果较差。

四、小结

近年来，免疫治疗特别是免疫检查点抑制剂的发展，极大地改变了 NSCLC 的治疗结局，显著改善了患者预后，特别是在晚期 NSCLC 患者群体中。免疫治疗在显著提高患者反应率、延长患者生存期的同时，原发性和获得性耐药的问题也相继出现，其机制主要包括肿瘤的内部因素、肿瘤微环境的外部因素以及宿主相关因素。针对克服免疫治疗耐药的相应治疗策略相继展开了研究。除了免疫治疗耐药之外，缺乏预测免疫治疗效果和预后的生物标志物以及 TRAE 的出现、驱动基因突变的 NSCLC 患者单药免疫治疗效果欠佳等临床问题也有待进一步研究和解决。近年来，多项临床研究表明，"免疫治疗＋"模式，即免疫治疗与化疗、放疗、靶向治疗、免疫治疗联合，可进一步增强免疫治疗的效果，很大程度地改善部分患者的预后，延长患者生存期。另外，多种类型基因突变与肿瘤细胞 PD-L1 高表达显著相关，免疫治疗可能成为靶向治疗耐药后的一种可供选择的治疗方法。

（孟睿）

第三节　小细胞肺癌免疫治疗规范

一、概述

小细胞肺癌（SCLC）长期以来被认为是具有免疫原性的肿瘤。一方面，由于 SCLC 与吸烟密切相关，而吸烟与高 TMB 和肿瘤新抗原存在强相关性；另一方面，SCLC 存在自身免疫性副瘤综合征，如肌无力综合征、感觉神经异常、边缘脑炎和抗利尿激素分泌异常综合征等。然而 SCLC 对单药免疫治疗仅有中等程度的响应率，并且常用生物标志物如 PD-L1 并不能有效预测免疫治疗的效果。SCLC 肿瘤微环境中既存在巨噬细胞、CD4+、CD8+、CD45+、PD-L1/2、TIM-3、LAG-3 等正性因子，也存在调节性 T/B 细胞、抑制性髓样细胞和IL-2分泌不足等负性因子。近来一类通过转录因子表达特征区分出免疫依赖的SCLC-Ⅰ亚型，表现为高表达转录因子EMT＋BTK和PD-L1、TIM-3、ICOS、TIGIT、LAG-3等免疫检查点，免疫细胞浸润增多，可能对免疫治疗敏感；而通过化疗直接杀伤肿瘤细胞释放肿瘤抗原激活免疫反应，免疫检查点抑制剂解除T细胞抑制，最大程度发挥免疫系统对肿瘤的杀伤力，使联合治疗具备了机制上的合理性。

目前（截至2024年6月）已有2个进口PD-L1抑制剂（阿替利珠单抗、度伐利尤单抗）和5个国产PD-1/PD-L1抑制剂（斯鲁利单抗、阿得贝利单抗、贝莫苏拜单抗、特瑞普利单抗、替雷利珠单抗）获批联合化疗一线治疗广泛期SCLC的适应证。对于复发SCLC，FDA曾加速批准纳武利尤单抗和帕博利珠单抗用于二线以上治疗，然而由于验证性Ⅲ期临床试验未能达到预期终点，这两个PD-1抑制剂都自愿撤回了适应证。

二、SCLC免疫治疗关键研究

1. 局限期SCLC免疫治疗关键研究

现阶段SCLC免疫治疗的热点之一是局限期SCLC局部治疗联合免疫治疗的探索。Ⅱ期临床试验STIMULI评估了局限期SCLC放化疗后纳武利尤单抗联合伊匹木单抗巩固治疗对比随访观察的疗效与安全性。由于毒副作用导致治疗终止率较高（3级以上AE发生率为62%，AE导致治疗终止率为55%），免疫巩固治疗未能改善PFS（中位PFS为10.7个月 vs. 14.5个月，HR＝1.02，P＝0.93），1年OS率分别为79%和89%。

2. 广泛期SCLC一线免疫治疗关键研究

（1）2020年2月，NMPA正式批准阿替利珠单抗联合依托泊苷/卡铂一线治疗广泛期SCLC的适应证。该适应证的批准基于IMpower133的结果。IMpower 133是一项阿替利珠单抗联合依托泊苷/卡铂对比安慰剂联合依托泊苷/卡铂一线治疗广泛期SCLC的疗效和安全性的Ⅲ期随机对照双盲临床试验。结果显示阿替利珠单抗联合化疗组的中位OS相比安慰剂联合化疗组延长2个月，死亡风险降低24%，差异具有统计学意义（12.3个月 vs. 10.3个月，HR＝0.76，P＝0.0154），且12个月及18个月OS率均有明显提升（51.9% vs. 39.0%及34.0% vs. 21.0%）；另一主要终点中位PFS也由4.3个月延长至5.2个月，疾病进展或死亡风险降低23%，差异具有统计学意义（HR＝0.77，P＝0.02）；两组间ORR相近（60.2% vs. 64.4%），3～4级AE发生率相似（56.6% vs. 56.1%）。

（2）2021年7月获得NMPA批准用于广泛期SCLC一线治疗的是度伐利尤单抗，基于Ⅲ期随机对照开放标签临床试验CASPIAN的结果：度伐利尤单抗联合依托泊苷/顺铂或卡铂组对比依托泊苷/顺铂或卡铂组，中位OS明显延长，死亡风险降低27%，差异具有统计学意义（13.0个月 vs. 10.3个月，HR＝0.73，P＝0.0047），12个月及18个月OS率分别为54% vs. 40%及34% vs. 25%；经中位随访39.4个月后，2年及3年OS率分别为22.9% vs. 13.9%及17.6% vs. 5.8%，这是迄今为止广泛期SCLC一线治疗最长的生存随访数据；度伐利尤单抗联合化疗组的确认ORR高于单纯化疗组（68% vs. 58%），两组间中位PFS相近（5.1个月 vs. 5.4个月，HR＝0.80），3～4级AE发生率也相同（62% vs. 62%）。另外，国产PD-L1抑制剂阿得贝利单抗联合化疗的Ⅲ期临床试验CAPSTONE-1也获得成功，OS显著延长，中位OS为15.3个月（HR＝0.72，P＝0.0017）；贝莫苏拜单抗联合化疗和抗血管生成药物安罗替尼的Ⅲ期临床试验ETER701的中位OS进一步延长至19.3个月（HR＝0.61，P＝0.0002）。

（3）KEYNOTE-604是随机双盲Ⅲ期临床试验，患者按1:1比例接受铂类和依托泊苷联合帕博利珠单抗200mg或安慰剂治疗4个周期，之后用帕博利珠单抗或安慰剂维持治疗。相较于安慰剂组，使用帕博利珠单抗组主要终点之一的 PFS 达到统计学意义的延长（中位 PFS 为 4.5 个月 vs. 4.3 个月，HR = 0.75，P = 0.0023），而 OS 未达到预设的统计学边界（中位 OS 为 10.8 个月 vs. 9.7 个月，HR = 0.80，P = 0.0164），24 个月 OS 率为 22.5% vs. 11.2%。国产 PD-1 抑制剂斯鲁利单抗、特瑞普利单抗和替雷利珠单抗联合化疗的Ⅲ期临床研究 ASTRUM-005、EXTENTORCH 和 RATIONALE 312 均取得阳性结果，显著延长了患者的 OS，中位 OS 分别为 15.4 个月、14.6 个月和 15.5 个月，HR 分别为 0.63、0.80 和 0.75。

（4）另一项Ⅲ期随机双盲临床试验 CheckMate 451 探索了广泛期 SCLC 一线标准化疗后免疫维持治疗的疗效与安全性。一线含铂化疗后未进展的患者接受纳武利尤单抗（1mg/kg）联合伊匹木单抗（3mg/kg）3 周方案或纳武利尤单抗单药（240mg）2 周方案或安慰剂治疗。纳武利尤单抗联合伊匹木单抗组与安慰剂组相比，主要终点 OS 并未延长（中位 OS 为 9.2 个月 vs. 9.6 个月，HR = 0.92，P = 0.37），纳武利尤单抗单药组中位 OS 有所延长（10.4 个月 vs. 9.6 个月，HR = 0.84），3～4 级 TRAE 发生率分别为 52.2%、11.5% 和 8.4%。

3. 复发 SCLC 免疫治疗关键研究

（1）2018 年 8 月，FDA 基于Ⅰ/Ⅱ期临床试验 CheckMate 032 的结果加速批准纳武利尤单抗用于既往接受过含铂化疗和至少 1 种其他治疗后进展的 SCLC。CheckMate 032 纳武利尤单抗单药（n = 147）和联合伊匹木单抗（n = 96）的 ORR 分别为 11.6% 和 21.9%，中位 OS 分别为 5.7 个月和 4.7 个月，12 个月和 24 个月 OS 率分别为 30.5% vs. 17.9% 和 30.2% vs. 16.9%。纳武利尤单抗单药 3～4 级 AE 发生率为 12.9%。然而验证性Ⅲ期临床试验 CheckMate 331 纳武利尤单抗对比拓扑替康或氨柔比星治疗一线含铂化疗后进展的 SCLC 未能达到延长中位 OS 的主要终点（7.5 个月 vs. 8.4 个月，HR = 0.86，P = 0.11），两组 ORR 分别为 13.7% 和 16.5%，纳武利尤单抗组 3～4 级 TRAE 发生率低于化疗组（13.8% vs. 73.2%）。基于 CheckMate 331 的数据，2020 年 12 月纳武利尤单抗治疗复发 SCLC 的适应证被自愿撤回。

（2）2019 年 6 月，FDA 基于ⅠB 期单臂临床试验 KEYNOTE-028 与Ⅱ期单臂临床试验 KEYNOTE-158 的合并分析结果加速批准帕博利珠单抗用于既往接受过含铂化疗和至少 1 种其他治疗后进展的转移性 SCLC。两个试验中共 83 例接受标准治疗后进展的 SCLC 患者接受帕博利珠单抗治疗的 ORR 为 19.3%，中位 OS 为 7.7 个月，3～4 级 AE 发生率为 12%。然而由于 KEYNOTE-604 的结果未达预期，帕博利珠单抗的治疗复发 SCLC 的适应证也于 2021 年 3 月被自愿撤回。

（3）PASSION 研究是一项卡瑞利珠单抗联合阿帕替尼二线治疗广泛期 SCLC 的Ⅱ期临床试验，ORR 达到 34.0%，中位 PFS 和 OS 分别为 3.6 个月和 8.4 个月，显示免疫联合抗血管治疗复发 SCLC 具有良好前景。

（4）根据Ⅱ期临床试验 BALTIC 的结果，度伐利尤单抗联合曲美木单抗治疗一线含铂化疗失败或耐药的广泛期 SCLC 的 ORR 为 9.5%，3 级及以上 AE 发生率为 48%；而Ⅱ期临床试验 IFCT-1603 利用阿替利珠单抗二线治疗的 ORR 为 2.3%，中位 PFS 和 OS 分别为 1.4 个月和 9.5 个月。由于结果未达预期，相应的Ⅲ期临床试验未启动。

4. 其他免疫治疗关键研究

与靶点药物的联合治疗是 SCLC 免疫治疗的热点之一，如局限性 SCLC 放化疗后利用阿替利珠单抗 ± 替瑞利尤单抗巩固治疗的Ⅱ期临床试验 ML41257（NCT04308785）。肿瘤疫苗，如化疗失败的广泛期 SCLC 患者接种野生型 $p53$ 基因的腺病毒转染的 DC 疫苗后，重新恢复了对化疗的敏感性，该类疫苗联合纳武利尤单抗和伊匹木单抗治疗复发 SCLC 的临床试验（NCT03406715）正在开展。过继性 T 细胞治疗方面，2021 年 ASCO 上报道了靶向 SCLC 细胞高表达的 DLL3 的双特异性 T 细胞衔接子（bispecific T-cell engagers, BiTE）AMG757 塔拉妥单抗在临床前动物模型中展现出显著的抗肿瘤效应，该 BiTE 联合 PD-1 抑制剂的研究也正在进行中。

三、小结

基于 IMpower 133、CASPIAN、ASTRUM-005、CAPSTONE-1、ETER701、EXTENTORCH、RATIONALE 312 等临床试验的结果，2 个进口 PD-L1 抑制剂（阿替利珠单抗、度伐利尤单抗）和 5 个国产 PD-1/PD-L1 抑制剂（斯鲁利单抗、阿得贝利单抗、贝莫苏拜单抗、特瑞普利单抗、替雷利珠单抗）获批联合化疗一线治疗广泛期 SCLC 的适应证。由于纳武利尤单抗和帕博利珠单抗治疗复发 SCLC 的适应证被撤回，目前尚无免疫检查点抑制剂获批治疗复发 SCLC 的适应证。局限期 SCLC 的免疫治疗、针对新靶点的免疫治疗、肿瘤疫苗及 BiTE 等将是 SCLC 免疫治疗的热点方向。由于临床试验结果的不一致性，目前尚无可靠的疗效预测生物标志物。

（董晓荣）

第四节　晚期食管癌免疫治疗规范

一、概述

食管癌是全球发病率前 10 位的癌症，我国食管癌新发及死亡患者比例占全球一半以上，其发生与饮食习惯、遗传因素、生活环境等有着密切的联系。我国食管癌 90% 以上的病理类型属于鳞状细胞癌，多数患者确诊时已处于中晚期，往往需要接受全身系统治疗，预后相对较差，5 年生存率低于 15%。食管癌中 PD-L1 高表达、TMB 高，奠定了其对免疫治疗敏感的基础，使食管癌患者获得了更多生存的机会。目前获批用于食管癌的免疫治疗药物包括纳武利尤单抗、特瑞普利单抗、帕博利珠单抗、卡瑞利珠单抗、替雷利珠单抗等，它们在食管癌新辅助治疗和晚期一线、二线治疗中发挥了重要作用。

二、晚期食管癌免疫治疗关键研究

1. 一线治疗

（1）ESCORT-1st 是一项评估卡瑞利珠单抗联合紫杉醇和顺铂用于晚期食管癌一线治疗的Ⅲ期随机、双盲、安慰剂对照、多中心临床研究。纳入的 596 例受试者均为食管鳞状细胞癌，以 1：1 随机分配至卡瑞利珠单抗联合化疗组和安慰剂联合化疗组，主要终点为独立影像评估委员会评估的 PFS 和 OS，中位随访时间为 10.8 个月。相较于安慰剂联合化疗组，卡瑞利珠单抗联合化疗组患者的中位 OS（15.3 个月 vs. 12.0 个月）和中位 PFS（6.9 个月 vs. 5.6 个月）有显著延长，ORR（72.1% vs. 62.1%）和 DOR（7.0 个月 vs. 4.6 个月）得到改善，且具有良好的安全性。卡瑞利珠单抗联合化疗组的 189 名患者（63.4%）和安慰剂联合化疗组的 201 名患者（67.7%）发生了 3 级或以上的 TRAE，分别有 9 名患者（3.0%）和 11 名患者（3.7%）发生治疗相关的死亡。

（2）JUPITER-06 是一项研究特瑞普利单抗联合顺铂治疗晚期或转移性食管鳞状细胞癌的Ⅲ期随机、双盲临床试验。514 例初治的晚期或转移性食管鳞状细胞癌患者随机（1：1）接受 240mg 特瑞普利单抗或安慰剂联合 TP 方案，每 3 周 1 次，最多 6 个周期，随后用特瑞普利单抗或安慰剂维持治疗。分层因素为食管鳞状细胞癌功能状态评分和既往是否接受过放疗。主要终点为根据 RECIST 1.1 进行盲法独立中心评估的 PFS 和 OS。两组的中位随访时间分别为 7.4 个月和 7.3 个月。特瑞普利单抗组较安慰剂组在 OS 方面有显著改善（HR＝0.58，95% CI：0.43～0.78；P＝0.00037），中位 OS 为 17.0 和 11.0 个月，1 年 OS 率为 66.0% 和 43.7%；与安慰剂组相比，特瑞普利单抗组的 PFS 也有显著的改善（HR＝0.58，95% CI：0.46～0.74；P＜0.00001）；研究人员在关键亚组中也观察到了 OS 和 PFS 的获益，包括所有 PD-L1 表达亚组；3 级及以上 AE 发生率（73.2% vs. 70.0%）和致死性 AE 发生率（8.2% vs. 8.2%）在两组相似；然而，AE 导致的停药率（11.7% vs. 6.2%）、免疫相关性 AE（irAE）（37.0% vs. 26.5%）和 3 级及以上的 irAE（6.6% vs. 1.6%）在特瑞普利单抗组中更常见。

2. 二线治疗

（1）ATTRACTION-3 是比较纳武利尤单抗和化疗二线治疗晚期食管鳞状细胞癌的疗效及安全性的Ⅲ期临床研究。主要入组标准包括：病理确诊的食管鳞状细胞癌或腺鳞状细胞癌；既往接受过 5-Fu 及铂类联合治疗进展或不可耐受；至少有 1 个可评估病灶；PS 评分 0～1 分且有足够的组织进行 PD-L1 的检测。有症状脑转移及含有自身免疫性疾病的患者不能入组；在 28d 内接受过放疗的患者同样不能入组。符合入组标准的患者按照 1∶1 的比例随机分为纳武利尤单抗组（240mg，静脉滴注，每 2 周 1 次，6 周为 1 个疗程）或化疗组（紫杉醇 100mg/m²，每周 1 次，连续使用 6 周后休息 1 周；或多西他赛 75mg/m²，每 3 周 1 次），治疗直至疾病进展或出现不可耐受的毒性反应或患者撤销知情同意。疾病进展后，若研究者认为患者可以从原有的治疗中继续获益，则允许继续治疗。PD-L1 的检测采用 28-8 抗体。研究的主要终点为 OS，次要终点为研究者评估的 ORR、PFS、至反应出现时间及反应持续时间。预设的亚组分析包括探索 PD-L1 表达水平（分别以 1%、5% 和 10% 作为截断值）、年龄（以 65 岁作为截断值）、性别、PS 评分、既往食管癌手术史及吸烟史与患者 OS 的关系。自 2016 年 1 月至 2017 年 5 月，分别有 210 例和 209 例患者随机接受纳武利尤单抗组和化疗组治疗。至 2018 年 11 月数据收集截止时，纳武利尤单抗组和化疗组的中位随访时间分别为 10.5 个月和 8.0 个月，两组患者之间的临床病理特点均衡可比。结果显示，纳武利尤单抗组的 OS 为 10.9 个月（95% CI：9.2～13.3 个月），优于化疗组的 8.4 个月（95% CI：7.2～9.9 个月），疾病进展风险降低 23%（HR＝0.77，95% CI：0.62～0.96，P＝0.019）；两组 12 个月及 18 个月的 OS 率分别为 47% vs. 34% 和 31% vs. 21%。就次要终点而言，纳武利尤单抗组和化疗组的 ORR 分别为 19% 和 22%，中位反应持续时间在纳武利尤单抗组更优（6.9 个月 vs. 3.9 个月）。数据收集截止时，纳武利尤单抗组和化疗组分别有 89% 和 84% 的患者出现疾病进展，中位 PFS 分别为 1.7 个月和 3.4 个月（HR＝1.08，95% CI：0.87～1.34），纳武利尤单抗组和化疗组 6 个月、12 个月的 PFS 率分别为 24% vs. 17% 和 12% vs. 7%。就安全性而言，两组分别有 18% 和 63% 的患者出现治疗相关的 3 级及以上 AE，纳武利尤单抗组和化疗组最常见 AE 分别为贫血和中性粒细胞下降，分别有 16% 和 23% 的患者出现严重 AE，两组因严重 AE 导致治疗延迟的比例分别为 39% 和 50%；共有 5 例患者因 TRAE 死亡，纳武利尤单抗组和化疗组分别有 2 例和 3 例。在预设的亚组分析中，PD-L1 表达＜1% 和≥1% 的患者接受纳武利尤单抗治疗的中位 OS 均为 10.9 个月，接受化疗的 OS 分别为 9.3 个月和 8.1 个月。

（2）ESCORT 是一项探索卡瑞利珠单抗二线治疗晚期食管鳞状细胞癌的Ⅲ期临床研究。既往接受一线化疗失败的晚期/转移性食管鳞状细胞癌患者，按 1∶1 的比例随机分配进入试验组及对照组，试验组接受卡瑞利珠单抗单药治疗（200mg，每 2 周 1 次），对照组接受研究者选择的化疗方案（多西他赛 75mg/m²，每 3 周 1 次；或伊立替康 180mg/m²，每 2 周 1 次）进行治疗，其中 228 例患者接受卡瑞利珠单抗治疗，220 例患者接受了化疗。研究主要终点为 OS，次要终点包括 PFS、ORR 等。截至 2019 年 5 月 6 日数据，试验组的中位随访时间为 8.3 个月，对照组中位随访时间为 6.2 个月（3.6～10.1 个月）。试验组中位 OS 为 8.3 个月（95% CI：6.8～9.7），化疗组为 6.2 个月（5.7～6.9 个月）（HR＝0.71，95% CI：0.57～0.87，双侧 P＝

0.0010）；3 级及以上的常见 TRAE 是贫血［6 例（3%）vs. 11 例（5%）］、肝功能异常［4 例（2%）vs. 1 例（< 1%）］、腹泻［3 例（1%）vs. 9 例（4%）］。试验组有 37 名（16%）发生严重的 TRAE，对照组有 32 例（15%）发生 TRAE。

（3）ORIENT-2 是一项评估信迪利单抗与紫杉醇或伊立替康在经一线治疗失败的晚期/转移性食管鳞状细胞癌患者中的疗效和安全性的 Ⅱ 期随机、开放、多中心研究，主要终点为 OS。该研究共纳入 190 例受试者，按照 1∶1 随机入组，分别接受信迪利单抗或研究者在紫杉醇或伊立替康中选择的治疗药物进行治疗，直至发生疾病进展、不可耐受的毒性反应、撤销知情同意、死亡或方案规定的其他应停止治疗的情况，以先发生者为准。研究结果显示，信迪利单抗组与化疗组中位 OS 分别为 7.23 个月和 6.21 个月，死亡风险下降 30%，两组间差异显著（$P = 0.032$），达到了主要终点。在其他疗效指标上，信迪利单抗组与化疗组 12 个月 OS 率分别为 37.4% 和 21.4%，ORR 分别为 12.6% 和 6.3%，中位 DOR 分别为 8.3 个月和 6.2 个月。上述指标均提示信迪利单抗可以为二线食管鳞状细胞癌的患者带来显著临床获益。在安全性方面，信迪利单抗组的 TRAE 发生率为 54.3%，明显低于化疗组的 90.8%，3 级及以上的 TRAE 发生率分别为 20.2% 和 39.1%，信迪利单抗组均明显优于化疗组。

三、小结

针对食管癌，尤其是晚期食管癌，目前有几项大型临床研究显示免疫治疗效果确切，与传统化疗相比，免疫治疗联合化疗可以显著改善食管癌患者 ORR 及长期生存率。对于晚期食管癌化疗失败患者和 CPS 表达阳性患者，免疫单药治疗与传统化疗相比带来显著 ORR 以及长期生存改善。因此，对于晚期食管癌患者，免疫治疗已经显示出独特疗效，随着越来越多临床试验数据公布，免疫治疗将会成为晚期食管癌患者不可或缺的治疗手段。

（张瑞光）

参考文献

[1]NASSER H,MARCUS N,CONSTANTIN Y, et al.Phase Ⅲ study of cisplatin, etoposide, and concurrent chest radiation with or without consolidation docetaxel in patients with inoperable stage Ⅲ non-small-cell lung cancer: the Hoosier Oncology Group and U.S. Oncology[J].Journal of clinical oncology : official journal of the American Society of Clinical Oncology,2008,26(35):5755-5760.

[2]HANNA N H, NEUBAUER M A, MCGARRY R,et al.Phase Ⅲ trial of cisplatin (P) plus etoposide (E) plus concurrent chest radiation (XRT) with or without consolidation docetaxel (D) in patients (pts) with inoperable stage Ⅲ non-small cell lung cancer (NSCLC): HOG LUN 01-24/USO-023[J].Journal of Clinical Oncology,2007,25(18):7512.

[3]KELLY K, CHANSKY K, GASPAR L E,et al.Phase Ⅲ trial of maintenance gefitinib or placebo after concurrent chemoradiotherapy and docetaxel consolidation in inoperable stage Ⅲ non-small-cell lung cancer: SWOG S0023[J].Journal of Clinical Oncology, 2008, 26(15):2450-2456.

[4]LILENBAUM R, SAMUELS M, WANG X,et al.A phase Ⅱ study of induction chemotherapy followed by thoracic radiotherapy and erlotinib in poor-risk stage Ⅲ non-small-cell lung cancer: results of CALGB 30605 (Alliance)/RTOG 0972 (NRG)[J].Journal of Thoracic Oncology, 2015, 10(1):143-147.

[5]KWIATKOWSKI D J, RUSCH V W, CHAFT J E,et al.Neoadjuvant atezolizumab in resectable non−small cell lung cancer (NSCLC): interim analysis and biomarker data from a multicenter study (LCMC3)[J].Journal of Clinical Oncology, 2019, 37(15):8503.

[6]NING L,JIANMING Y,XIULI T, et al.Efficacy and safety of neoadjuvant PD−1 blockade with sintilimab in resectable squamous non−small cell lung cancer (sqNSCLC)[J].Journal of Clinical Oncology,2019,37(15):8531.

[7]MARIANO P,ERNEST N,AMELIA I, et al.Neoadjuvant chemotherapy and nivolumab in resectable non−small−cell lung cancer (NADIM): an open−label, multicentre, single−arm, phase 2 trial[J].The Lancet Oncology,2020,21(11):1413−1422.

[8]ZINNER R, AXELROD R,SOLOMIDES C C, et al.Neoadjuvant nivolumab (N) plus cisplatin (C)/ pemetrexed (P) or cisplatin /gemcitabine (G) in resectable NSCLC[J].Journal of Clinical Oncology,2020, 38(15):9051.

[9]DALY M E, MONJAZEB A M, KELLY K.Clinical trials integrating immunotherapy and radiation for non−small−cell lung cancer[J].Journal of Thoracic Oncology, 2015, 10(12):1685−1693.

[10]LIUFU D,HUA L,BYRON B, et al.Irradiation and anti−PD−L1 treatment synergistically promote antitumor immunity in mice[J].Journal of Clinical Investigation,2014,124(2):687−695.

[11]GAY C M, STEWART C A, PARK E M,et al.Patterns of transcription factor programs and immune pathway activation define four major subtypes of SCLC with distinct therapeutic vulnerabilities[J].Cancer Cell, 2021,39(3):346−360.

[12]HORN L, MANSFIELD A S, SZCZĘSNA A, et al. First−line atezolizumab plus chemotherapy in extensive−stage small−cell lung cancer[J].New England Journal of Medicine, 2018,379(23):2220−2229.

[13]LIU S V, RECK M, MANSFIELD A S,et al.Updated overall survival and PD−L1 subgroup analysis of patients with extensive−stage small−cell lung cancer treated with atezolizumab, carboplatin, and etoposide (IMpower133)[J].Journal of Clinical Oncology, 2021,39(6):619−630.

[14]RUDIN C M, AWAD M M, NAVARRO A, et al. Pembrolizumab or placebo plus etoposide and platinum as first−line therapy for extensive−stage small−cell lung cancer: randomized, double−blind, Phase Ⅲ KEYNOTE−604 study[J]. Journal of Clinical Oncology, 2020, 38(21): 2369−2379.

[15]OWONIKOKO T K, PARK K, GOVINDAN R, et al. Nivolumab and ipilimumab as maintenance therapy in extensive−disease small−cell lung cancer: CheckMate 451[J].Journal of Clinical Oncology, 2021,39(12):1349−1359.

[16]READY N E, OTT P A, HELLMANN M D, et al. Nivolumab monotherapy and nivolumab plus ipilimumab in recurrent small cell lung cancer: results from the CheckMate 032 randomized cohort[J].Journal of Thoracic Oncology,2020,15(3):426−435.

[17]SPIGEL D R, VICENTE D, CIULEANU T E, et al. Second−line nivolumab in relapsed small−cell lung cancer: CheckMate 331[J].Annals of Oncology,2021,32(5):631−641.

[18]CHUNG H C, PIHA−PAUL S A, LOPEZ−MARTIN J, et al. Pembrolizumab after two or more lines of previous therapy in patients with recurrent or metastatic SCLC: results from the KEYNOTE−028 and KEYNOTE−158 studies[J].Journal of Thoracic Oncology,2020,15(4):618−627.

[19]FAN Y, ZHAO J, WANG Q, et al. Camrelizumab plus apatinib in extensive−stage SCLC (PASSION): a

multicenter, two-stage, phase 2 trial[J].Journal of Thoracic Oncology,2021,16(2):299-309.

[20]PUJOL J L, GREILLIER L, AUDIGIER-VALETTE C, et al. A randomized non-comparative phase Ⅱ study of anti-programmed cell death-ligand 1 atezolizumab or chemotherapy as second-line therapy in patients with small cell lung cancer: results from the IFCT-1603 trial[J].Journal of Thoracic Oncology,2019,14(5):903-913.

[21]HUIYAN L,JIN L,YUXIAN B, et al.Effect of Camrelizumab vs. Placebo added to chemotherapy on survival and progression-free survival in patients with advanced or metastatic esophageal squamous cell carcinoma: the ESCORT-1st randomized clinical trial[J].JAMA,2021,326(10):916-925.

[22]JONG-MU S, LIN S, MANISH A S, et al. Pembrolizumab plus chemotherapy versus chemotherapy alone for first-line treatment of advanced oesophageal cancer (KEYNOTE-590): a randomised, placebo-controlled, phase 3 study[J].Lancet. 2021, 398(10302):759-771.

[23]YELENA Y J, KOHEI S, MARKUS M, et al. First-line nivolumab plus chemotherapy versus chemotherapy alone for advanced gastric, gastro-oesophageal junction, and oesophageal adenocarcinoma (CheckMate 649): a randomised, open-label, phase 3 trial[J].Lancet. 2021,398(10294):27-40.

[24]KEN K, BYOUNG C C, MASANOBU T, et al. Nivolumab versus chemotherapy in patients with advanced oesophageal squamous cell carcinoma refractory or intolerant to previous chemotherapy (ATTRACTION-3): a multicentre, randomised, open-label, phase 3 trial[J].Lancet Oncology,2019,20(11):1506-1517.

第七章　三阴乳腺癌免疫治疗规范

一、概述

根据 2020 年 WHO 发布的数据，乳腺癌年新增人数达 226 万，超过肺癌成为全球发病人数第 1 位的癌症。三阴乳腺癌（triple-negative breast cancer，TNBC）是乳腺癌最常见的类型之一，其在乳腺癌患者中所占比例为 15%～20%。TNBC 是以雌激素受体（estrogen receptor，ER）、孕激素受体（progesterone receptor，PR）及人表皮生长因子 2（human epidermal growth factor 2-receptor，HER2）表达缺失为病理特点的一类乳腺癌。相较于其他类型乳腺癌，其侵袭性更强，进展更为迅速。同时，TNBC 缺乏有效的内分泌治疗及靶向治疗手段，导致 TNBC 患者预后欠佳。免疫治疗作为一种越来越重要的肿瘤治疗手段，在乳腺癌中的应用也在不断取得进展，尤其是对于三阴乳腺癌的治疗。靶向 PD-1/PD-L1 的药物已成为 TNBC 免疫治疗的研究重点，一些 PD-1/PD-L1 抑制剂，如帕博利珠单抗和阿替利珠单抗已显示出临床活性。目前，免疫联合化疗已纳入包括 NCCN、ESMO 在内的相关推荐，主要用于 TNBC 的新辅助治疗及复发或Ⅳ期 TNBC 的一线治疗。

二、三阴性乳腺癌免疫治疗关键研究

（一）TNBC 新辅助治疗关键研究

（1）KEYNOTE-522 研究首次尝试将免疫治疗前移至新辅助治疗阶段，新辅助阶段为帕博利珠单抗＋化疗对比安慰剂＋化疗，后辅助阶段为帕博利珠单抗对比安慰剂。2021 年 ESMO 大会上公布了 KEYNOTE-522 研究的生存随访结果，无论是在 PD-L1 阳性、阴性人群，还是在总体人群中，在铂类新辅助化疗中添加帕博利珠单抗，pCR 提高 13.6%，后辅助治疗阶段继续使用帕博利珠单抗较安慰剂的 EFS 率提高接近 10%。

（2）在使用阿替利珠单抗治疗 TNBC 的Ⅲ期临床研究 IMpassion031 中，共有 333 例患者被平均分配到含阿替利珠单抗组或安慰剂组，主要终点是 ITT 和 PD-L1 阳性人群的 pCR，次要终点包括 OS、EPS、DFS 和生活质量。结果表明，阿替利珠单抗组 ITT 和 PD-L1 阳性人群的 pCR 率均有显著提高（57.6% vs. 41.1%，$P = 0.0044$；68.8% vs. 49.3%，$P = 0.021$）；对于 3～4 级 AE 发生率，阿替利珠单抗组为 56.7%，安慰剂组为 53.3%。

（二）复发或Ⅳ期 TNBC 治疗关键研究

1. 一线治疗

（1）KEYNOTE-355 研究探索了帕博利珠单抗联合化疗对比安慰剂联合化疗一线治疗 TNBC 的临床疗效。前期结果证实，对于 CPS ≥ 10 分的 TNBC 患者，与安慰剂联合化疗相比，帕博利珠单抗联合化疗可显著改善患者的 PFS。2021 年 ESMO 大会公布了该研究中位随访 44.1 个月的结果，与安慰剂联合化疗相比，帕博利珠单抗联合化疗可显著延长 CPS ≥ 10 分的 TNBC 患者 OS 时间达 6.9 个月，ORR 提高 11.9%，PFS 与前期获得的显著性获益一致。

（2）IMpassion130 研究评估了阿替利珠单抗在局部晚期 / 转移性 TNBC 中的疗效，902 名不可切除的局部晚期 / 转移性 TNBC 初治患者按 1∶1 的比例随机分配到试验组和对照组，试验组为阿替利珠单抗＋白蛋白紫杉醇治疗，对照组为安慰剂＋白蛋白紫杉醇治疗。在 ITT 人群中，试验组与对照组中位 PFS 分别为 7.2 个月和 5.5 个月（HR ＝ 0.80，95% CI：0.69 ～ 0.92，P ＝ 0.0025），中位 OS 分别为 21.0 个月和 18.7 个月（HR ＝ 0.87，95% CI：0.75 ～ 1.02，P ＝ 0.077）；在 PD-L1 阳性患者中，试验组与对照组的中位 PFS 为 7.5 和 5.0 个月（HR ＝ 0.62，95% CI：0.49 ～ 0.78，P ＜ 0.0001），中位 OS 分别为 25.4 个月和 17.9 个月（HR ＝ 0.67，95% CI：0.53 ～ 0.86）。随后的 IMpassion131 Ⅲ期研究用紫杉醇替换白蛋白紫杉醇，得出了与 IMpassion130 研究相反的结论，FDA 撤回了阿替利珠治疗 TNBC 的适应证，但鉴于 IMpassion130 研究中 PD-L1 阳性人群 PFS 及 OS 的双重临床获益，该方案被列入 NCCN 发布的 2022.v2 版相关指南的注释部分的优选推荐，在 ESMO 发布的 2021 版相关指南中依然作为优选方案，同时在欧洲药品管理局（European Medicines Agency，EMA）及全球 100 多个国家和地区获得了适应证批准，也鉴于阿替利珠单抗在中国已获得广泛期 SCLC、晚期 NSCLC 和晚期 HCC 等适应证，因此国内相关指南将其作为Ⅱ级推荐 1A 类证据，其中 PD-L1 阳性定义为肿瘤浸润免疫细胞 PD-L1 ≥ 1%。

（3）COLET 研究评估了 PD-L1 抑制剂＋ MEK 抑制剂联合紫杉类一线治疗局部晚期或转移性 TNBC 的疗效，PD-L1 免疫细胞免疫细胞阳性和 PD-L1 免疫细胞阴性 ORR 分别为 39% 和 20%，但由于患者数较少，尚不能得出明确的结论。AKT 抑制剂帕他色替联合阿替利珠单抗及化疗（紫杉醇或者白蛋白紫杉醇）在局部晚期或转移性 TNBC 一线治疗的ⅠB 期临床试验显示 ORR 可达到 73%，且与 PD-L1 状态和 *PIK3CA/AKT1/PTEN* 突变状态无关。

2. 二线治疗

根据 2022 年 NCCN 发布的相关指南，帕博利珠单抗单药可用于治疗既往治疗后进展且无满意替代治疗选择的不可切除或转移性、MSI-H 或 dMMR 的实体瘤或 TMB-H 患者。

PANACEA 研究探讨了帕博利珠单抗联合曲妥珠单抗用于曲妥珠单抗耐药的 HER2 阳性晚期乳腺癌患者的疗效，结果显示，PD-L1 阳性患者 ORR 为 15.2%，PD-L1 阴性患者中无患者缓解。KATE2 研究探索了 T-DM1 联合阿替利珠单抗在既往接受曲妥珠单抗治疗失败的 HER2 阳性乳腺癌患者中的疗效，结果显示 ITT 人群试验组相比对照组差异无统计学意义，但是亚组分析提示 PD-L1 阳性亚组中，试验组的 PFS（8.6 个月）优于对照组（4.1 个月）；在第二次 OS 分析中，试验组结果更优，分层 HR ＝ 0.74（95% CI：0.42 ～ 1.30），生存曲线在 1 年后出现分离，为 HER2 阳性晚期乳腺癌带来治疗新局面。

三、小结

免疫联合化疗是目前 TNBC 的主要免疫治疗方式。免疫治疗联合抗血管生成药物相关临床研究也正在开展。除了系统性治疗的联合，局部治疗如放疗也可以诱导抗原释放并促进肿瘤特异性免疫反应，评估免疫联合放疗治疗乳腺癌的相关临床试验正在进行中，包括帕博利珠单抗联合放疗治疗 HR 阳性乳腺癌和 TNBC，以及曲美木单抗联合脑部放疗 ± 曲妥珠单抗治疗 HER2 阳性患者。ICB 联合术前放疗用于早期 TNBC 患者的试验也正在进行中，另外一种联合的形式——冷冻消融联合免疫治疗正在研究用于早期乳腺癌患者乳房切除术。期待随着更多研究数据的公布，更多乳腺癌患者可以从免疫治疗中获益。

（殷蓓蓓　王俊）

参考文献

[1]HAFFTY B G, YANG Q, REISS M, et al. Locoregional relapse and distant metastasis in conservatively managed triple negative early-stage breast cancer[J]. Journal of Clinical Oncology, 2006, 24(36): 5652-5657.

[2]SCHMID P, CORTES J, DENT R, et al. VP7-2021: KEYNOTE-522: Phase Ⅲ study of neoadjuvant pembrolizumab+chemotherapy vs. placebo+chemotherapy, followed by adjuvant pembrolizumab vs. placebo for early-stage TNBC[J]. Annals of Oncology, 2021, 32(9): 1198-1200.

[3]MITTENDORF E A, ZHANG H, BARRIOS C H, et al. Neoadjuvant atezolizumab in combination with sequential nab-paclitaxel and anthracycline-based chemotherapy versus placebo and chemotherapy in patients with early-stage triple-negative breast cancer (IMpassion031): a randomised, double-blind, phase 3 trial[J]. The Lancet, 2020, 396(10257): 1090-1100.

[4]CORTES J, CESCON D W, RUGO H S, et al. Pembrolizumab plus chemotherapy versus placebo plus chemotherapy for previously untreated locally recurrent inoperable or metastatic triple-negative breast cancer (KEYNOTE-355): a randomised, placebo-controlled, double-blind, phase 3 clinical trial[J]. The Lancet, 2020, 396(10265): 1817-1828.

[5]SCHMID P, ADAMS S, RUGO H S, et al. Atezolizumab and nab-paclitaxel in advanced triple-negative breast cancer[J]. New England Journal of Medicine, 2018, 379(22): 2108-2121.

[6]MILES D, GLIGOROV J, ANDRÉ F, et al. Primary results from IMpassion131, a double-blind, placebo-controlled, randomised phase Ⅲ trial of first-line paclitaxel with or without atezolizumab for unresectable locally advanced/metastatic triple-negative breast cancer[J]. Annals of Oncology, 2021, 32(8): 994-1004.

[7]LOI S, GIOBBIE-HURDER A, GOMBOS A, et al. Pembrolizumab plus trastuzumab in trastuzumab-resistant, advanced, HER2-positive breast cancer (PANACEA): a single-arm, multicentre, phase Ⅰb-2 trial[J]. Lancet Oncology, 2019, 20(3): 371-382.

第八章　腹部肿瘤免疫治疗规范

第一节　晚期胃癌免疫治疗规范

一、概述

根据 2020 年国际癌症研究机构 GLOBOCAN 统计数据，胃癌被列为全球新发病例排名第 5 位（5.6%/1930 万）的癌症，同时其死亡率占所有癌症特异性死亡的 7.7%，居第 4 位。一项国内的统计数据表明，胃癌的新发及死亡病例数均位列第 3。由于胃癌前期症状尚不明显，诊断时多为晚期，且预后较差，中位 OS 仅为 1 年左右。目前手术、化疗、放疗是胃癌的主要治疗方法。针对晚期胃癌的治疗，传统治疗已遇瓶颈，即使接受了化疗，患者 5 年生存率也仅在 5% 左右，晚期胃癌亟须新的治疗方式。近年来，随着免疫治疗地位的提高，免疫检查点抑制剂也被越来越多地运用于晚期胃癌的临床治疗中，晚期胃癌患者的生存期有所获益，中位 OS 延长至 14～18 个月。2021 年 4 月，FDA 正式批准纳武利尤单抗联合化疗用于晚期或转移性胃癌、食管胃结合部腺癌和食管腺癌患者的一线治疗，这是 FDA 批准的首款用于胃癌的一线免疫治疗，是晚期胃癌免疫治疗的重要里程碑。同年 8 月，纳武利尤单抗获 NMPA 批准。

肿瘤细胞的免疫逃逸是胃癌发病的重要机制之一，肿瘤细胞上表达的 PD-L1 与活化 T 淋巴细胞上的 PD-1 结合后提供抑制性信号，诱导 T 细胞凋亡，进而抑制免疫反应。免疫检查点抑制剂如 PD-1/PD-L1 抑制剂通过特异性阻断两者之间的相互作用，增强 T 细胞的免疫活性，抑制肿瘤的免疫逃逸、杀灭肿瘤细胞。PD-L1 在胃癌组织中的高表达为免疫检查点抑制剂用于治疗晚期胃癌提供了可能，但免疫检查点抑制剂并非适用于所有晚期胃癌患者，肿瘤组织的分子分型有助于筛选合适的患者进行免疫治疗。目前，PD-L1 表达评分、dMMR/MSI-H 已进入免疫检查点抑制剂疗效评估的临床实践。

二、晚期胃癌免疫治疗关键研究

1. 一线治疗

（1）CheckMate 649 是一项Ⅲ期随机、多中心、开放标签的临床研究，旨在评估纳武利尤单抗联合化疗对比单纯化疗（FOLFOX 或 XELOX）用于既往未接受过治疗、无法切除的 HER2 阴性、晚期或转移性胃癌或食管胃结合部腺癌或食管腺癌患者的疗效及安全性评估。主要终点为 PD-L1 表达阳性（CPS ≥ 5）人群的 OS 和 PFS。研究结果显示：在 CPS ≥ 5 的人群中，纳武利尤单抗联合化疗组和对照单纯化疗组的中位 OS 分别为 14.4 个月和 11.1 个月（HR = 0.71，98.4% CI：0.59～0.86，$P < 0.0001$），显著降低 29% 的死亡风险；中位 PFS 分别为 7.7 个月和 6.0 个月（HR = 0.68，98% CI：0.56～0.81，$P < 0.0001$），显著降低 32% 的疾病进展或死亡风险。根据此项研究，FDA 于 2021 年 4 月正式批准纳武利尤单抗联合化疗用于晚期或转移性胃癌、食管胃结合部腺癌和食管腺癌患者的一线治疗。ATTRACTION-4 是一项Ⅱ/Ⅲ期随机、多中心的临床研究，针对 HER2 阴性、晚期或复发性胃癌或食管胃结合部腺癌患者，评估纳武利尤单抗联合化疗（SOX 或 XELOX）对比单纯化疗作为一线治疗的疗效和安全性。主要终点为 PFS 和 OS。研究结果显示，相较于单纯化疗组，纳武利尤单抗联合化疗组的 PFS 显著改善，中位 PFS 分别为 10.5 个月和

8.3 个月（HR ＝ 0.68，98.51% CI：0.51 ～ 0.90，P ＝ 0.0007）；中位 OS 分别为 17.5 个月和 8.3 个月，中位随访期为 26.6 个月，差异无统计学意义（HR ＝ 0.90，95% CI：0.75 ～ 1.08，P ＝ 0.257）。基于 CheckMate 649 和 ATTRACTION-4 研究，纳武利尤单抗联合化疗较单纯化疗显示更优越的 OS 和 PFS 以及可接受的安全性，是 HER2 阴性、晚期胃癌和食管胃结合部腺癌患者免疫治疗的新一线治疗方式。

（2）ORIENT-16 是一项比较信迪利单抗或安慰剂联合化疗（奥沙利铂＋卡培他滨）一线治疗不可切除的局部晚期、复发性或转移性胃癌及食管胃结合部腺癌的有效性和安全性的Ⅲ期随机、双盲、多中心研究。主要终点为总体人群和 PD-L1 CPS ≥ 5 阳性人群的 OS。中期结果于 2021 年在 ESMO 报告：信迪利单抗联合化疗显著降低 PD-L1 阳性人群（HR ＝ 0.660，95% CI：0.505 ～ 0.864，P ＝ 0.0023）和总体人群（HR ＝ 0.766，95% CI：0.626 ～ 0.936，P ＝ 0.0090）的死亡风险，中位 OS 在 PD-L1 CPS ≥ 5 人群和总体人群中分别延长 5.5 个月（18.4 个月 vs. 12.9 个月）和 2.9 个月（15.2 个月 vs. 12.3 个月），达到预设的有效性标准，安全性与既往的研究结果一致，无新的 TRAE 发生。

（3）KEYNOTE-811 是一项随机、双盲、安慰剂对照的Ⅲ期临床研究，旨在评估帕博利珠单抗＋曲妥珠单抗＋化疗一线治疗 HER2 阳性、不可切除或转移性胃癌或食管胃结合部腺癌的疗效和安全性。研究纳入 692 例患者，1∶1 随机分配至帕博利珠单抗＋曲妥珠单抗＋化疗组和安慰剂＋曲妥珠单抗＋化疗组，研究主要终点为 OS 和 PFS，次要终点包括 ORR、DOR 和安全性。根据 RECIST 1.1 的评估标准，截至中位随访时间，帕博利珠单抗＋曲妥珠单抗＋化疗组和安慰剂＋曲妥珠单抗＋化疗组的 ORR 分别为 74.4%（95% CI：66.2% ～ 81.6%）和 51.9%（95% CI：43.0% ～ 60.7%），帕博利珠单抗组的 ORR 提高了 22.7%（P ＝ 0.00006），同时两组间 TRAE 发生率相似。该结果提示帕博利珠单抗＋曲妥珠单抗＋化疗可能是 HER2 阳性晚期胃癌的一种可选择的治疗方式。

2. 二线治疗

（1）KEYNOTE-061 是一项Ⅲ期随机、开放标签的临床研究，旨在比较帕博利珠单抗和紫杉醇化疗作为二线治疗在进展期胃或食管胃结合部腺癌患者中的疗效，这类患者在一线铂类和 5-Fu 化疗中进展。在 PD-L1 CPS ≥ 1 的患者中，帕博利珠单抗组和紫杉醇化疗组的中位 OS 分别为 9.1 个月和 8.3 个月（HR ＝ 0.82，95% CI：0.66 ～ 1.03，P ＝ 0.0421），中位 PFS 分别为 1.5 个月和 4.1 个月（HR ＝ 1.27，95% CI：1.03 ～ 1.57），差异无统计学意义；在安全性方面，两组分别有 14% 和 35% 患者发生 3 ～ 5 级 TRAE。

（2）KEYNOTE-059 是一项Ⅱ期开放标签、单臂、多中心研究，旨在评估帕博利珠单抗在既往接受 2 种或 2 种以上治疗后病情进展的胃癌或食管胃结合部腺癌患者中的安全性和有效性。主要终点是 ORR 和安全性。在整体人群和 PD-L1 阳性的患者中，ORR 分别为 11.6%（95% CI：8.0% ～ 16.1%）和 15.1%（95% CI：10.1% ～ 22.4%）。

3. 三线或后线治疗

ATTRACTION-2 研究是一项Ⅲ期随机、双盲、安慰剂对照的临床试验，研究评估纳武利尤单抗对 2 种或 2 种以上化疗方案不耐受、难以耐受或预后不良的无法切除的晚期或复发性胃癌或食管胃结合部腺癌患者的疗效和安全性，主要终点是 ITT 人群的总生存率。纳武利尤单抗组和安慰剂组的中位 OS 分别为 5.26 个月（95% CI：4.60 ～ 6.37 个月）和 4.14 个月（95% CI：3.42 ～ 4.86 个月）（HR ＝ 0.62，95% CI：0.51 ～ 0.76，P ＜ 0.0001），患者死亡风险显著降低 37%；纳武利尤单抗组的总生存率高于安慰剂组，1 年总 OS 率分别为 26.2% 和 10.9%，2 年总 OS 率分别为 10.6% 和 3.2%。

三、小结

随着 FDA、NMPA 相继批准纳武利尤单抗联合化疗用于胃癌的一线免疫治疗，未来免疫治疗或将成为主流治疗手段。目前，晚期胃癌免疫治疗的方式主要集中于免疫单药治疗、免疫联合化疗或免疫联合靶向治疗，如何优化治疗模式及双免疫治疗、免疫联合放疗等的开展与探索是免疫治疗时代的研究热点。同时，免疫治疗效果评估体系的建立、治疗优势人群及预测性生物标志物的筛选将是未来探索的新方向。如今，大量免疫治疗临床试验正在全球范围内开展，极大程度上为晚期胃癌的治疗带来希望。然而对于晚期胃癌免疫治疗后假性进展、超进展和混合缓解及受药物经济学影响、患者用药的最佳选择仍需结合临床实际考虑。如何增效免疫治疗、免疫耐药机制、耐药后的治疗策略及免疫的跨线治疗尚待更多大规模临床及转化研究来探索。

（于丹丹　杨晋如　张涛）

第二节　晚期结直肠癌免疫治疗规范

一、概述

世界范围内结直肠癌的发病率居恶性肿瘤的第 3 位，死亡率居第 2 位。国内结直肠癌的发病率也呈上升的趋势，且往往确诊时已局部进展或发生转移。目前晚期结直肠癌最常用的治疗方式是以 5-Fu 为基础的化疗方案联合靶向治疗。近年来，免疫治疗也取得了一定的进展，研究证明，对于 MMR 缺陷或 MSI-H 的晚期结直肠癌患者，免疫检查点抑制剂可显著提高治疗效果。

dMMR 指肿瘤组织中 MLH1、MSH2、MSH6、PMS2 中任意 1 种蛋白出现种系或散发突变，导致细胞错配修复功能缺陷，通常表现为 MSI-H。dMMR/MSI-H 仅见于 3%～5% 的转移性结直肠癌患者中，此类患者的肿瘤多见于右侧，呈黏液性和低分化性，可见淋巴细胞尤其是以 T 细胞为主的免疫细胞浸润，高度上调多种免疫检查点的表达来抑制免疫激活，因此 dMMR 晚期结直肠癌患者对免疫治疗的敏感性高。

二、晚期结直肠癌免疫治疗关键研究

（1）KEYNOTE-016 是一项探索晚期结直肠癌中 MMR 状态对 PD-1 免疫治疗价值的 Ⅱ 期临床研究。研究纳入标准治疗失败后的晚期病例，根据 MMR 状态分为 dMMR 组和 pMMR 组，予以帕博利珠单抗治疗（10mg/kg，每 2 周 1 次），主要终点是第 20 周时的免疫相关客观缓解率（irORR）和免疫相关无进展生存期（irPFS）。dMMR 组和 pMMR 组患者第 20 周 irORR 分别为 40% 和 0，irPFS 分别为 78% 和 11%，提示 dMMR/MSI-H 相较于 pMMR/MSS 是免疫治疗的敏感人群，该研究奠定了晚期 dMMR 结直肠癌患者免疫治疗的基础。

（2）KEYNOTE-164 是一项全球多中心、开放标签的 Ⅱ 期临床研究，纳入既往接受标准治疗的经组织学证实的局部晚期、不可切除或转移性 dMMR/MSI-H 结直肠癌患者。A、B 队列分别接受二线及以上治疗和一线及以上治疗，患者每 3 周使用 200mg 帕博利珠单抗 1 次，持续 2 年，直至疾病进展或出现不可耐受的毒性反应或停药。研究主要终点是根据 RECIST 1.1 评估的 ORR，次要终点包括反应持续时间、PFS、OS、安全性等。结果显示：A、B 队列中位随访时间分别为 31.3 个月和 24.2 个月，ORR 均为 33%，95% CI 分别为 21%～46% 和 22%～46%，两队列均未达到中位缓解持续时间，中位 PFS 为 2.3 个月（95% CI：2.1～8.1 个月）和 4.1 个月（95% CI：2.1～18.9 个月）。基于 KEYNOTE-016、KEYNOTE-164 及 KEYNOTE-158 等多项研究结果，FDA 已于 2017 年批准帕博利珠单抗用于治疗 dMMR/MSI-H 的实体瘤患者，包括应用于结直肠癌。

（3）KEYNOTE-177 是一项开放标签的 Ⅲ 期临床研究。该研究纳入既往未接受治疗的转移性 dMMR/MSI-H 的结直肠癌患者，按 1∶1 的比例将其随机分配至帕博利珠单抗组和基于 5-Fu 的化疗联合靶向治疗组，研究的主要终点为 PFS 率和 OS 率。截至中位随访时间（32.4 个月），帕博利珠单抗组和化疗联合靶向组的 PFS 分别为 16.5 个月和 8.2 个月（HR = 0.60，95% CI：0.45 ～ 0.80，$P = 0.0002$），基于 RECIST 1.1 标准评估的 ORR 分别为 43.8% 和 33.1%。2021 年 6 月 15 日，NMPA 批准帕博利珠单抗单药用于 KRAS、NRAS 和 BRAF 野生型及不可切除或转移性 dMMR/MSI-H 结直肠癌一线治疗的适应证。

三、小结

随着 2017 年 FDA 正式批准帕博利珠单抗用于晚期实体瘤的治疗，晚期结直肠癌进入免疫治疗新时代。MMR 和 MSI 是目前最佳的疗效预测指标。dMMR/MSI-H 患者为免疫优势人群，对此类患者使用免疫单药、免疫联合疗法均展现较佳疗效。如何在这一分子表型的基础上进一步挖掘优势人群、提高疗效、逆转原发及继发耐药将是未来探索的热点。由于 dMMR/MSI-H 在晚期结直肠癌中发生率不超过 5%，免疫治疗获益人群较少，pMMR/MSS 状态患者占绝大多数，通常认为此类患者为免疫原发耐药人群。近年来，包括抗血管联合免疫治疗、放疗联合免疫治疗等在内的一系列联合治疗策略在部分小样本研究中初显优势，但需要高级别循证证据。

（林振宇　张涛）

第三节　中晚期肝胆肿瘤免疫治疗规范

一、概述

肝胆肿瘤主要包括肝细胞癌（hepatocellular carcinoma, HCC）及胆道恶性肿瘤。肝癌是目前我国第 4 位常见恶性肿瘤及第 2 位肿瘤致死病因，严重威胁我国人民的健康。原发性肝癌的病因及分子机制尚不清楚，是多因素、多步骤的复杂过程，HBV、丙型肝炎病毒（hepatitis C virus，HCV）、黄曲霉素等与肝癌的发病密切相关。目前对于肝癌主要的治疗方法包括但不限于手术切除、放疗、化疗、射频消融、肝动脉插管化疗栓塞术和靶向治疗等。胆道恶性肿瘤发病人数约占所有消化系统肿瘤的 3%，危险因素包括原发性硬化性胆管炎、肝硬化、肝吸虫、肥胖、林奇综合征、胆囊结石等。目前对于中晚期胆道恶性肿瘤的治疗选择非常有限，主要包括手术切除、化疗、放疗和靶向治疗等。近年来，免疫治疗已经成为中晚期肝胆肿瘤治疗的新策略。

二、中晚期肝胆肿瘤免疫治疗关键研究

（1）IMbrave150 是一项开展于 17 个国家和地区的 Ⅲ 期开放标签、随机临床试验，旨在评估阿替利珠单抗联合贝伐珠单抗较索拉非尼用于治疗既往未接受过系统治疗、组织学或细胞学或临床确认的不可切除的 HCC 或手术及局部治疗后的疾病进展，以及 ECOG 评分为 0 或 1 的疗效及安全性。主要终点为 OS 及 PFS。根据 2021 年美国临床肿瘤学会胃肠道肿瘤研讨会（ASCO-GI）公布的随访数据，中位随访时间 15.6 个月。相较于索拉非尼组，阿替利珠单抗联合贝伐珠单抗组的中位 PFS 和中位 OS 显著改善，中位 PFS 分别

为 6.9 个月和 4.3 个月（HR = 0.65，95%CI：0.53 ～ 0.81，$P < 0.001$），中位 OS 分别为 19.2 个月和 13.4 个月（HR = 0.66，95%CI：0.52 ～ 0.85，$P < 0.001$）。2020 年 10 月 28 日，NMPA 批准阿替利珠单抗联合贝伐珠单抗作为中晚期 HCC 一线治疗的适应证。

（2）ORIENT-32 是一项 Ⅱ ～ Ⅲ 期随机、多中心、开放标签的临床研究，针对既往未接受过系统治疗的不可切除或转移性 HCC，评估信迪利单抗联合贝伐珠单抗类似物（IBI305）对比索拉非尼作为中晚期 HCC 的一线治疗策略的疗效和安全性，直至疾病进展或出现不可耐受的毒性反应。主要终点为 PFS 和 OS。截至 2020 年 8 月 15 日，中位随访时间为 10.0（8.4 ～ 11.7）个月。研究结果显示，信迪利单抗联合 IBI305 组的中位 PFS 显著优于索拉非尼组（4.6 个月 vs. 2.8 个月，HR = 0.565，95%CI：0.455 ～ 0.701，$P < 0.0001$），中位 OS 分别为未达到和 10.4 个月（HR = 0.569，95%CI：0.431 ～ 0.751，$P < 0.0001$）。相较于索拉非尼，信迪利单抗联合 IBI305 一线治疗不可切除的 HBV 相关 HCC 显示出显著改善的 OS 和 PFS，且安全性可接受，符合中国临床实践。

（3）Study22 和 HIMALAYA 是针对晚期 HCC 双免疫联合疗法的 Ⅰ 期和 Ⅱ 期研究，评估了曲美木单抗和度伐利尤单抗作为单一或联合疗法治疗无法切除、对索拉非尼进展不耐受的 HCC 患者的有效性和安全性，主要终点为根据 RECIST 1.1 标准评估的 ORR。Study22 研究结果显示，曲美木单抗联合度伐利尤单抗组、度伐利尤单抗组和曲美木单抗组中位 OS 分别为 18.7 个月（95% CI：10.8 ～ 27.3 个月）、13.6 个月（95% CI：8.7 ～ 17.6 个月）和 15.1 个月（95% CI：11.3 ～ 20.5 个月），双免疫联合组 52% 的患者生存期超过 18 个月，ORR 为 24%。同时，未发现药物所建立的安全性以外的 AE。2020 年 1 月，FDA 授予度伐利尤单抗和曲美木单抗一线治疗 HCC 的孤儿药资格。HIMALAYA 研究结果显示，对不可切除的 HCC 患者使用度伐利尤单抗联合曲美木单抗对比索拉非尼作为一线治疗，可显著改善患者生存（中位 OS 为 16.4 个月 vs. 13.8 个月，HR = 0.78，95%CI：0.65 ～ 0.92，$P = 0.0035$），3 年生存率高达 30.7%，较对照组（20.2%）提高 50% 以上。亚组分析显示，HBV 亚组患者获益更为显著，OS 的 HR 可达 0.64（95%CI：0.48 ～ 0.86）。在安全性方面，双免疫联合治疗组 3 ～ 4 级 TRAE 发生率仅为 25.8%，较索拉非尼组降低 30%，且不增加肝脏或出血相关 AE 的风险。

（4）RESCUE 是一项 Ⅱ 期多中心、非随机、开放标签的临床研究。研究纳入了难治性晚期肝癌（一线队列）或对一线靶向治疗不敏感（二线队列）的患者，所有患者均接受卡瑞利珠单抗联合阿帕替尼联合治疗。主要终点包括根据 RECIST 1.1 标准评估的 ORR、中位 PFS 和 OS。在一线、二线队列中，ORR 分别为 34.3% 和 22.5%，中位 PFS 分别为 5.7 个月和 5.5 个月，1 年 OS 率分别为 74.7% 和 68.2%。卡瑞利珠单抗联合阿帕替尼在一线、二线治疗晚期肝癌患者中显示出良好的疗效和可控的安全性，可能是一种新的治疗选择，被列为 2A 类 Ⅱ 级推荐。

（5）KEYNOTE-224 研究是一项 Ⅱ 期非随机、多中心、单臂、开放标签的临床试验，纳入既往接受索拉非尼治疗不耐受或进展、ECOG 评分 0 ～ 1 分、器官功能正常、Child-Pugh A 级的 HCC 患者。患者静脉注射帕博利珠单抗（200mg，每 3 周 1 次）持续 2 年，直至疾病进展或出现不可耐受的毒性反应。主要终点是根据 RECIST 1.1 标准评估的 ORR。在研究期间，104 例接受帕博利珠单抗治疗患者中，18 例患者出现客观缓解，ORR 为 17%（95% CI：11% ～ 26%），其中包括 1 例 CR（1%）、17 例 PR（16%）、46 例 SD（44%）；76 例（73%）发生 TRAE，15% 的患者发生严重 AE。2018 年 11 月，FDA 批准帕博利珠单抗用于肝癌二线治疗。KEYNOTE-394 是一项 Ⅲ 期随机、双盲的临床试验，旨在评估帕博利珠单抗联合最佳支持治疗（best supportive care，BSC）对比安慰剂联合 BSC 在既往索拉非尼或奥沙利铂治疗进展晚期 HCC 患者的疗效，主要终点为 OS，次要终点包括 PFS、ORR 等。截至 2021 年 6 月 30 日，中位随访时间为

33.8 个月（18.7 ～ 49.0 个月），与安慰剂联合 BSC 组相比，帕博利珠单抗联合 BSC 组的中位 OS 为 14.6 个月（95% CI：12.6 ～ 18.0 个月），死亡风险降低 21%（HR = 0.79，95% CI：0.63 ～ 0.99，P = 0.018）。

（6）KEYNOTE-240 是一项基于 KEYNOTE-224 研究的Ⅲ期随机、双盲的临床研究。研究对象为既往接受过索拉非尼治疗的晚期 HCC 患者，将其按 2∶1 的比例随机分配接受帕博利珠单抗联合 BSC 或安慰剂联合 BSC 组治疗，主要终点为 OS 和 PFS。截至随访节点，帕博利珠单抗联合 BSC 组和安慰剂联合 BSC 组中位随访时间分别为 13.8 个月和 10.6 个月，中位 OS 分别为 13.9 个月和 10.6 个月（HR = 0.781，P = 0.0238），中位 PFS 分别为 3.0 个月和 2.8 个月，发生 3 级及以上 AE 的比例分别为 52.7% 和 46.3%。

（7）CheckMate040 是一项Ⅰ/Ⅱ期开放标签、非比较、多中心、剂量递增和扩大的试验，纳入伴或未伴 HCV 或 HBV 感染的 HCC 患者，剂量递增期接受纳武利尤单抗（0.1 ～ 3.0mg/kg，每 2 周 1 次）治疗，主要终点是根据 RECIST 1.1 标准评估的 ORR。在剂量递增阶段，纳武利尤单抗显示出可控的安全性，患者的 ORR 为 20%（95% CI：15% ～ 26%）；在剂量扩大阶段，患者的 ORR 为 15%（95% CI：6% ～ 28%）。2017 年 9 月 23 日，FDA 批准纳武利尤单抗用于 HCC 二线治疗的适应证。

（8）RATIONALE 208 是一项全球多中心、单臂Ⅱ期临床研究，纳入患者接受替雷利珠单抗（200mg，每 3 周 1 次）治疗，旨在评估替雷利珠单抗单药治疗既往接受过至少 1 种全身治疗的 HCC 患者的疗效和安全性，主要终点是根据 RECIST 1.1 评估的 ORR。研究结果显示，替雷利珠单抗二线治疗晚期 HCC 的 ORR 为 13.3%，中位持续缓解时间暂未达到（中位随访时间为 11.7 个月）。然而目前仍缺乏与标准治疗比较的随机对照研究。一项比较替雷利珠单抗与索拉非尼一线治疗晚期 HCC 的全球多中心、随机的Ⅲ期临床研究（NCT03412773）正在进行中。2021 年 6 月 22 日，NMPA 批准替雷利珠单抗单药用于晚期 HCC 的二线治疗。

（9）TOPAZ-1 研究是一项开展于 17 个国家 105 个中心的Ⅲ期随机双盲临床试验，旨在评估度伐利尤单抗联合吉西他滨联合顺铂化疗对比安慰剂联合吉西他滨联合顺铂化疗治疗既往未接受过治疗的不可切除的胆道恶性肿瘤的疗效及安全性，主要终点为 OS。研究结果显示，度伐利尤单抗联合化疗组对比安慰剂联合化疗组，中位 OS 和 PFS 显著改善，安全性可控，中位 OS 分别为 12.8 个月和 11.5 个月（HR = 0.80，95%CI：0.66 ～ 0.97；P = 0.021），两年 OS 率分别为 24.9% 和 10.4%，中位 PFS 分别为 7.2 个月和 5.7 个月（HR = 0.75，95%CI：0.63 ～ 0.89；P = 0.001）。

三、小结

纳武利尤单抗和帕博利珠单抗单药治疗并未能改善 HCC 患者的 OS，单药免疫治疗对中晚期 HCC 的患者疗效十分有限。免疫联合治疗是中晚期 HCC 临床治疗的主要方式，常见的联合治疗有 4 类：免疫联合抗 VEGF/VEGFR 抗体、免疫联合 EGFR-TKI 药物、免疫联合化疗和免疫联合 CTLA-4 抑制剂。

（薛军　张涛）

参考文献

[1]SUNG H, FERLAY J, SIEGEL RL, et al. Global cancer statistics 2020: GLOBOCAN estimates of incidence and mortality worldwide for 36 cancers in 185 countries[J].CA: A Cancer Journal for Clinicians,2021,71(3): 209-249.

[2]Han Y, Liu D, Li L. PD-1/PD-L1 pathway: current researches in cancer[J].American Journal of Cancer

Research,2020,10(3):727-742.

[3]ZHANG L, QIU M, JIN Y, et al. Programmed cell death ligand 1 (PD-L1) expression on gastric cancer and its relationship with clinicopathologic factors[J].International Journal of Clinical and Experimental Pathology,2015,8(9):11084-11091.

[4]JANJIGIAN Y Y, SHITARA K, MOEHLER M, et al. First-line nivolumab plus chemotherapy versus chemotherapy alone for advanced gastric, gastro-oesophageal junction, and oesophageal adenocarcinoma (CheckMate 649): a randomised, open-label, phase 3 trial[J].The Lancet,2021,398(10294):27-40.

[5]SHITARA K, VAN CUTSEM E, BANG Y J, et al. Efficacy and safety of pembrolizumab or pembrolizumab plus chemotherapy vs chemotherapy alone for patients with first-line, advanced gastric cancer: The KEYNOTE-062 phase 3 randomized clinical trial[J].JAMA Oncology,2020,6(10):1571-1580.

[6]JANJIGIAN Y Y, KAWAZOE A, YAÑEZ P, et al. The KEYNOTE-811 trial of dual PD-1 and HER2 blockade in HER2-positive gastric cancer[J].Nature,2021,600(7890):727-730.

[7]SHITARA K, ÖZGÜROĞLU M, BANG Y J, et al. Pembrolizumab versus paclitaxel for previously treated, advanced gastric or gastro-oesophageal junction cancer (KEYNOTE-061): a randomised, open-label, controlled, phase 3 trial[J].The Lancet,2018,392(10142):123-133.

[8]CHAO J, FUCHS CS, SHITARA K, ET AL. Assessment of pembrolizumab therapy for the treatment of microsatellite instability-high gastric or gastroesophageal junction cancer among patients in the KEYNOTE-059, KEYNOTE-061, and KEYNOTE-062 clinical trials[J].JAMA Oncology,2021,7(6):895-902.

[9]KANG Y K, BOKU N, SATOH T, et al. Nivolumab in patients with advanced gastric or gastro-oesophageal junction cancer refractory to, or intolerant of, at least two previous chemotherapy regimens (ONO-4538-12, ATTRACTION-2): a randomised, double-blind, placebo-controlled, phase 3 trial[J].The Lancet,2017,390(10111):2461-2471.

[10]CHEN L T, SATOH T, RYU M H, et al. A phase 3 study of nivolumab in previously treated advanced gastric or gastroesophageal junction cancer (ATTRACTION-2): 2-year update data[J]. Gastric Cancer,2020,23(3):510-519.

[11]LE D T, URAM J N, WANG H, et al. PD-1 blockade in tumors with mismatch-repair deficiency[J].The New England Journal of Medicine,2015,372(26):2509-2520.

[12]SCLAFANI F. PD-1 inhibition in metastatic dMMR/MSI-H colorectal cancer[J].Lancet Oncology,2017,18(9):1141-1142.

[13]LE D T, KIM T W, VAN CUTSEM E, et al. Phase Ⅱ open-label study of pembrolizumab in treatment-refractory, microsatellite instability-high/mismatch repair-deficient metastatic colorectal Cancer: KEYNOTE-164[J].Journal of Clinical Oncology,2020,38(1):11-19.

[14]LENZ H J, VAN CUTSEM E, LUISA LIMON M, et al. First-line nivolumab plus low-dose ipilimumab for microsatellite instability-high/mismatch repair-deficient metastatic colorectal cancer: The Phase Ⅱ CheckMate 142 Study[J].Journal of Clinical Oncology,2022,40(2):161-170.

[15]ANDRÉ T, SHIU K K, KIM T W, et al. Pembrolizumab in microsatellite-instability-high advanced colorectal cancer[J].The New England Journal of Medicine, 2020,383(23):2207-2218.

[16]DOROSHOW D B, BHALLA S, BEASLEY M B, et al. PD-L1 as a biomarker of response to immune-

checkpoint inhibitors[J].Nature Reviews Clinical Oncology,2021,18(6):345-362.

[17]GALLE P R, FINN R S, QIN S, et al. Patient-reported outcomes with atezolizumab plus bevacizumab versus sorafenib in patients with unresectable hepatocellular carcinoma (IMbrave150): an open-label, randomised, phase 3 trial[J].Lancet Oncology,2021,22(7):991-1001.

[18]REN Z, XU J, BAI Y, et al. Sintilimab plus a bevacizumab biosimilar (IBI305) versus sorafenib in unresectable hepatocellular carcinoma (ORIENT-32): a randomised, open-label, phase 2-3 study[J].Lancet Oncology,2021,22(7):977-990.

[19]KELLEY R K, SANGRO B, HARRIS W, et al. Safety, efficacy, and pharmacodynamics of tremelimumab plus durvalumab for patients with unresectable hepatocellular carcinoma: randomized expansion of a phase Ⅰ/Ⅱ study[J].Journal of Clinical Oncology,2021,39(27):2991-3001.

[20]XU J, SHEN J, GU S, et al. Camrelizumab in combination with apatinib in patients with advanced hepatocellular carcinoma (RESCUE): a nonrandomized, open-label, Phase Ⅱ Trial[J].Clinical Cancer Research,2021,27(4):1003-1011.

[21]ZHU A X, FINN R S, EDELINE J, et al. Pembrolizumab in patients with advanced hepatocellular carcinoma previously treated with sorafenib (KEYNOTE-224): a non-randomised, open-label phase 2 trial[J]. Lancet Oncology,2018,19(7):940-952.

[22]FINN RS, RYOO B Y, MERLE P, et al. Pembrolizumab as second-line therapy in patients with advanced hepatocellular carcinoma in KEYNOTE-240: a randomized, double-blind, phase Ⅲ trial[J].Journal of Clinical Oncology,2020,38(3):193-202.

[23]EL-KHOUEIRY A B, SANGRO B, YAU T, et al. Nivolumab in patients with advanced hepatocellular carcinoma (CheckMate 040): an open-label, non-comparative, phase 1/2 dose escalation and expansion trial[J].The Lancet,2017,389(10088):2492-2502.

[24]QIN S, REN Z, MENG Z, et al. Camrelizumab in patients with previously treated advanced hepatocellular carcinoma: a multicentre, open-label, parallel-group, randomised, phase 2 trial[J].Lancet Oncology,2020,21(4):571-580.

[25]OH D Y, LEE K H, LEE D W, et al. Gemcitabine and cisplatin plus durvalumab with or without tremelimumab in chemotherapy-naive patients with advanced biliary tract cancer: an open-label, single-centre, phase 2 study[J].The Lancet Gastroenterology & Hepatology,2022,7(6):522-532.

[26]LE D T, DURHAM J N, SMITH K N, et al. Mismatch repair deficiency predicts response of solid tumors to PD-1 blockade[J].Science,2017,357(6349):409-413.

第九章 血液系统恶性肿瘤免疫治疗规范

随着肿瘤免疫治疗的快速发展，其在血液系统恶性肿瘤治疗领域也取得了突破性进展。本章从免疫检查点抑制剂、双特异性抗体、抗体药物偶联物（antibody-drug conjugate，ADC）和 CAR-T 细胞治疗方面阐述血液系统恶性肿瘤免疫治疗。

一、免疫检查点抑制剂

肿瘤细胞可通过与免疫检查点蛋白结合（如 CTLA-4、PD-1、LAG-3、TIM-3、TIGIT），抑制 T 细胞功能和增殖，发生免疫逃逸。免疫检查点抑制剂可解除 T 细胞抑制，产生免疫增强反应。目前应用最广泛的就是靶向 CTLA-4 和 PD-1/PD-L1 的单抗，已有 10 种免疫检查点抑制剂上市。除对多种实体瘤有较好的治疗效果外，还可用于治疗经典型霍奇金淋巴瘤、复发 / 难治性纵隔大 B 细胞淋巴瘤等血液细胞恶性肿瘤。

最常使用的免疫检查点抑制剂为纳武利尤单抗和帕博利珠单抗。纳武利尤单抗可用于治疗难治性经典型霍奇金淋巴瘤（3mg/kg，静脉注射，每 2 周 1 次）。帕博利珠单抗可用于治疗成人及儿童难治性霍奇金淋巴瘤或之前接受过至少 3 种疗法的复发性霍奇金淋巴瘤患者，成人 200mg，儿童 2mg/kg（最大至 200mg），每 3 周 1 次，静脉注射，时间不低于 30min。

根据一项 I 期临床试验结果，纳武利尤单抗在霍奇金淋巴瘤患者中的反应率为 87%，其中 17% 为 CR，70% 为 PR，剩余 13% 患者病情稳定，24 周的无进展生存率可达 86%；帕博利珠单抗在复发 / 难治性霍奇金淋巴瘤患者中的反应率为 64%，其中 16% 为 CR，48% 为 PR，24 周和 52 周的无进展生存率分别为 69% 和 46%。

使用免疫检查点抑制剂取得较高缓解率的同时也伴随着 irAE，发生率为 15% ~ 90%，可发生在身体的任何组织或系统，主要集中在肺、皮肤、胃肠道、肝脏及内分泌系统，最常见的 irAE 为内分泌疾病（以甲状腺功能异常最多见，其次为垂体和肾上腺功能障碍）、胃肠道反应（腹泻、结肠炎和呕吐）、肺部疾病（肺炎）、皮肤反应（皮疹、瘙痒和白癜风）和肌肉骨骼系统疾病（关节痛和肌痛），乏力、发热和食欲缺乏等全身症状也较常见，出凝血障碍发生率较低，多见于个案报道及元分析。

二、双特异性抗体

双特异性抗体拥有两个特异性抗原或抗原表位的结合位点，可同时作用于靶细胞和免疫细胞，进而增强对靶细胞的杀伤力。贝林妥欧单抗已被 FDA 批准用于治疗费城染色体阴性的复发 / 难治性 B 细胞前体急性淋巴母细胞白血病。每个疗程包括 4 周连续静脉输注和 2 周休息间隔，45kg 及以上患者在第 1 疗程第 1 ～ 7 天予以 9μg/d，第 8 ～ 28 天予以 28μg/d；后续疗程均为 28μg/d，静脉输注；每个疗程第 1 剂治疗的 1h 前或改变剂量或当停药间隔超过 4h 时，应静脉输注 20mg 地塞米松。

在一项多机构Ⅲ期临床试验中，405 位 B 淋巴母细胞白血病患者随机接受贝林妥欧单抗治疗或化疗。与化疗组相比，贝林妥欧单抗组有更高的 12 周缓解率（34% vs. 16%）、6 个月 EFS 率（44% vs. 25%），中位缓解持续时间（7.3 个月 vs. 4.6 个月）和中位 OS（7.7 个月 vs. 4 个月）更长。然而贝林妥欧单抗组 AE 发生率为 99%，最常见的为发热、疲劳、头痛等全身症状、震颤和白细胞减少；86.5% 发生 3 级及以上 AE，包括中性粒细胞减少、感染、肝酶升高、神经性事件、细胞因子释放综合征（cytokine release syndrome，CRS）、输注反应和淋巴细胞减少等。其中 CRS 和神经系统不良反应是极严重的并发症，特别是重度 CRS，易并发噬血细胞综合征，一旦发生常危及生命。

三、抗体药物偶联物

抗体药物偶联物（ADC）是一类通过接头将细胞毒性药物连接到单克隆抗体的靶向生物药剂，以单抗作为载体将小分子细胞毒性药物以靶向方式高效地运输至目标肿瘤细胞中，从而降低化疗中常见的药物非特异性的全身毒性。

目前在国内获批上市的 ADC 药物有维布妥昔单抗（brentuximab vedotin，BV）。《抗体药物偶联物治疗恶性肿瘤临床应用专家共识（2020 版）》建议：对于难治 / 复发性 CD30 阳性外周 T 细胞淋巴瘤患者，推荐接受 BV 治疗；系统性间变性大细胞淋巴瘤优选 BV + CHP 方案（环磷酰胺 + 多柔比星 + 泼尼松）；其他任何 CD30 阳性的组织学亚型可考虑选择 BV + CHP 方案。推荐剂量为 1.8mg/kg，静脉输注时间不低于 30min，每 3 周 1 次，直至疾病进展或出现不能耐受的 AE。一项 II 期研究结果显示 BV 治疗复发 / 难治性霍奇金淋巴瘤患者（102 例）的 ORR 高达 75%，5 年生存率达 41%；另一项 II 期研究结果显示 BV 治疗复发 / 难治性系统性间变性大细胞淋巴瘤患者（58 例）的 ORR 和 5 年生存率分别高达 86% 和 60%。后续在复发 / 难治性霍奇金淋巴瘤患者中进行的 III 期研究进一步证实，患者自体造血干细胞移植后，给予 16 个疗程的 BV 巩固治疗，与安慰剂相比，显著改善了患者的中位 PFS（42.9 个月 vs. 24.1 个月）。BV 治疗最常见的不良反应包括感染、恶心、疲劳、腹泻、周围感觉神经和运动神经病变、中性粒细胞减少、高血糖和皮疹等。

四、CAR-T 细胞治疗

CAR-T 细胞通过 CAR 分子特异性识别肿瘤抗原后即发生活化，通过释放穿孔素、颗粒酶 B 等途径实现对肿瘤细胞的特异性杀伤作用，在血液系统恶性肿瘤治疗中取得了令人瞩目的成就，极大地提高了急性 B 淋巴细胞白血病、B 细胞淋巴瘤和多发性骨髓瘤患者的缓解率和长期生存时间。

CAR-T 细胞回输前通常需要使用 FC 方案（氟达拉滨 30mg/m^2 和环磷酰胺 500mg/m^2，静脉输注）预处理 3d；回输前 1h，口服对乙酰氨基酚 500～1000mg 和口服或静脉使用苯海拉明 12.5～25mg，避免预防性系统性使用糖皮质激素；目标剂量为 2×10^6 个 CAR-T 细胞 /kg（可接受范围：1.5×10^6～2×10^6 个 CAR-T 细胞 /kg），30min 内输注，可分两次输注；回输后 2 周内需住院观察，警惕 CRS 和神经毒性综合征的发生。

早期的单中心临床试验结果表明 CD19 CAR-T 细胞治疗复发 / 难治性急性淋巴细胞白血病的总体反应率高达 83%～93%（成人）和 68%～90%（儿童），治疗复发 / 难治性慢性淋巴细胞白血病总体反应率为 57%～71%，治疗复发 / 难治性弥漫大 B 细胞淋巴瘤总体反应率为 64%～86%，40%～50% 患者获得长期缓解。2017 年，靶向 CD19 的司利弗明的上市成为 CAR-T 细胞治疗发展史的一大里程碑，随后阿基仑赛也被 FDA 批准上市，用于治疗成人弥漫大 B 细胞淋巴瘤，此后 CAR-T 细胞治疗的发展进入快车道，多种临床试验开展得如火如荼。但是 CAR-T 细胞治疗相关的并发症成为制约其应用的重要因素，主要包括 CRS、免疫效应细胞相关神经毒性综合征、凝血功能障碍、血液学毒性和其他并发症。CRS 发生率为 50%～90%，可表现为轻微的流感样症状到严重的炎症反应，严重的 CRS 可导致毛细血管渗漏、低血压、肺水肿、心功能不全、肾功能不全、肝功能衰竭、弥散性血管内凝血等多器官系统功能衰竭甚至死亡。重度 CRS、免疫效应细胞相关神经毒性综合征和弥散性血管内凝血是较为凶险的并发症，严重影响 CAR-T 细胞治疗后患者的生存时间。

（梅恒）

参考文献

[1]ANSELL S M, LESOKHIN A M, BORRELLO I, et al. PD-1 blockade with nivolumab in relapsed or refractory Hodgkin's lymphoma [J]. The New England Journal of Medicine, 2015, 372(4): 311-319.

[2]ARMAND P, SHIPP M A, RIBRAG V, et al. Programmed death-1 blockade with pembrolizumab in patients with classical hodgkin lymphoma after brentuximab vedotin failure [J]. Journal of Clinical Oncology, 2016, 34(31): 3733-3739.

[3]KURUVILLA J, RAMCHANDREN R, SANTORO A, et al. Pembrolizumab versus brentuximab vedotin in relapsed or refractory classical Hodgkin lymphoma (KEYNOTE-204): an interim analysis of a multicentre, randomised, open-label, phase 3 study [J].Lancet Oncology, 2021, 22(4): 512-524.

[4]KANTARJIAN H, STEIN A, GOKBUGET N, et al. Blinatumomab versus chemotherapy for advanced acute lymphoblastic leukemia [J]. The New England Journal of Medicine, 2017, 376(9): 836-847.

[5]中国抗癌协会肿瘤药物临床研究专业委员会. 抗体药物偶联物治疗恶性肿瘤临床应用专家共识(2020版) [J]. 中华肿瘤杂志, 2021, 43: 78-91.

[6]A Y, AK G, SE S, et al. Results of a pivotal phase Ⅱ study of brentuximab vedotin for patients with relapsed or refractory Hodgkin's lymphoma [J]. Journal of Clinical Oncology, 2012, 30: 2183-2189.

[7]B P, R A, P B, et al. Brentuximab vedotin (SGN-35) in patients with relapsed or refractory systemic anaplastic large-cell lymphoma: results of a phase Ⅱ study [J]. Journal of Clinical Oncology, 2012, 30: 2190-2196.

[8]CH M, A N, T M, et al. Brentuximab vedotin as consolidation therapy after autologous stem-cell transplantation in patients with Hodgkin's lymphoma at risk of relapse or progression (AETHERA): a randomised, double-blind, placebo-controlled, phase 3 trial [J]. The Lancet, 2015, 385: 1853-1862.

[9]NEELAPU S S, LOCKE F L, BARTLETT N L, et al. Axicabtagene ciloleucel car t-cell therapy in refractory large b-cell lymphoma [J]. The New England Journal of Medicine, 2017, 377(26): 2531-2544.

[10]SJ S, MR B, CS T, et al. Tisagenlecleucel in adult relapsed or refractory diffuse large B-cell lymphoma [J]. The New England Journal of Medicine, 2019, 380: 45-56.

第十章　晚期肾细胞癌免疫治疗规范

一、概述

肾细胞癌（renal cell carcinoma，RCC）是泌尿系统最常见的恶性肿瘤之一，发病率呈逐年上升的趋势。由于早期诊断和治疗方案的不断进步，RCC 患者 5 年生存率得到了显著提升。但仍有部分 RCC 患者在诊断时已存在远处转移，5 年生存率仅为 12%。近年来，免疫检查点抑制剂的应用为晚期 RCC 患者的药物治疗提供了新的选择。包含免疫检查点抑制剂药物的联合治疗方案已成为晚期肾透明细胞癌一线治疗的优选方案。在 RCC 综合治疗进入免疫检查点抑制剂时代后，二线治疗方案如何优化组合也成为泌尿肿瘤科医生关注和讨论的热点。

肾透明细胞癌（clear cell renal cell carcinoma，ccRCC）约占 RCC 的 80%，是最常见的肾癌病理类型。男女比例大约为 2∶1，绝大多数患者发生于 50 ～ 70 岁。肾癌高危因素包括吸烟、肥胖、高血压等。2% ～ 3% 的肾癌由遗传因素导致，如希佩尔 - 林道病。晚期肾癌对传统化疗与放疗均不敏感，大约 20% 的患者使用以 IL-2 和干扰素 α 为代表的细胞因子有一定疗效，但疗效有限且毒性较大（总体缓解率 10% ～ 20%，缓解持续时间 4 ～ 6 个月）。ccRCC 通常有 *VHL* 肿瘤抑制基因突变，引起 VEGF 高表达，并促进肿瘤血管生成、细胞增殖及侵袭性生长，提示 ccRCC 对抗血管抑制疗法敏感。但是绝大多数晚期肾癌患者在接受抗血管生成靶向治疗后会出现耐药性，进而导致治疗失败，因此需要新的治疗手段以改善患者生存。近年来，免疫治疗在晚期肾癌的治疗领域取得了突破性进展。2015 年底，免疫检查点抑制剂获批用于晚期肾癌的二线治疗，晚期肾癌的治疗进入免疫治疗时代。单独靶向治疗的局面被打破，免疫治疗以联合的形式成为晚期肾癌的重要治疗方式。

纪念斯隆 - 凯特琳癌症中心（Memorial Sloan Kettering Cancer Center，MSKCC）模型曾是转移性肾癌风险评估的金标准，目前仍被广泛应用。MSKCC 模型的预后因素有 5 个，包括国际转移性肾癌数据库协会（International Meastatic RCC Database Consortium，IMDC）模型中的 1、2、3、4 项及 "LDH 高于正常值上限 1.5 倍以上"。MSKCC 模型的预后风险分为 3 组：低风险（无不良预后因素）、中风险（1 ～ 2 个不良预后因素）、高风险（3 个及以上不良预后因素）。在此基础上，IMDC 提出了 IMDC 标准，将预后因素扩增至 6 个，目前该标准已被 NCCN、ESMO、CSCO 发布的相关指南采纳。6 个因素如下：①疾病确诊至开始系统治疗的间隔时间不足 1 年；②生活质量评分（karnofsky performance score，KPS）低于 80 分；③血红蛋白低于正常值下限；④血钙高于正常值上限；⑤中性粒细胞绝对值计数高于正常值上限；⑥血小板计数高于正常值上限。

非透明细胞肾细胞癌（non clear cell renal cell carcinoma，non-ccRCC）约占 RCC 的 20%，不同 non-ccRCC 的组织、细胞及基因特征存在差异。根据 WHO 肿瘤分类，non-ccRCC 包括乳头状肾细胞癌（Ⅰ型、Ⅱ型）、透明细胞乳头状肾细胞癌、肾嫌色细胞癌、集合管癌、髓样癌、小管囊性癌、遗传性平滑肌瘤病和肾细胞癌综合征相关性肾细胞癌、获得性囊性肾病相关性肾细胞癌、小眼转录因子家族染色体易位相关性肾细胞癌、琥珀酸脱氢酶缺乏肾细胞癌、黏液管状及梭形细胞癌及未能分类的肾细胞癌。这些类型中，主要以乳头状肾细胞癌为多见。对于 non-ccRCC，手术仍然是最主要的治疗手段。目前上市的靶向药物主要对 ccRCC 有效，针对 non-ccRCC 药物治疗的临床数据有限，有效治疗策略少。non-ccRCC 的患者大多会被排除在Ⅲ期临床研究之外，对 non-ccRCC 药物治疗的证据通常基于小规模回顾性分析或大型临床研究的亚组分析，免疫治疗在 non-ccRCC 中的应用有待进一步前瞻性临床研究进行探索。

二、晚期 ccRCC 免疫治疗关键研究

（一）一线治疗

1. 低风险组一线治疗

（1）帕博利珠单抗（200mg，每 3 周 1 次）＋仑伐替尼（20mg，每天 1 次）。

Ⅲ期 CLEAR 研究评估了 3 种治疗方式在晚期 ccRCC 中的应用：①帕博利珠单抗＋仑伐替尼；②仑伐替尼＋依维莫司；③舒尼替尼单药。①组（355 例）对比③组（对照组，357 例），中位 PFS（23.9 个月）显著优于③组（9.2 个月），也同样优于②组（14.7 个月）。①组 OS 优于③组（HR = 0.56，95% CI：0.49 ~ 0.88，$P = 0.005$）。在各风险人群中，①组的 ORR 均优于③组；在中 - 高风险人群中，两组 ORR 分别为 72.4%、28.8%；在低风险人群中，ORR 分别为 68.2%、50.8%。CSCO 发布的相关指南将帕博利珠单抗联合仑伐替尼作为低风险组一线治疗的Ⅰ级推荐和中高风险组一线治疗的Ⅰ级推荐，NCCN 发布的相关指南将其作为低风险组一线治疗的首选方案。

（2）阿昔替尼（5mg，每天 2 次）＋帕博利珠单抗（200mg，每 3 周 1 次）。

在Ⅲ期 KEYNOTE-426 研究中，861 例既往未接受过治疗的进展期 ccRCC 患者根据风险等级分层后按 1∶1 分组，分别接受阿昔替尼＋帕博利珠单抗和舒尼替尼单药治疗。截至 2020 年 12 月公布的数据，帕博利珠单抗＋阿西替尼组中位 OS 显著优于舒尼替尼单药组（未达到 vs. 33.3 个月，HR = 0.68，95% CI：0.55 ~ 0.85，$P = 0.0003$）；对不同风险人群进行分层后，发现中、高风险 ccRCC 联合治疗的进展风险显著低于舒尼替尼单药组，但低风险人群两组进展风险差异不显著；在安全性方面，阿昔替尼＋帕博利珠单抗组与舒尼替尼单药组总 AE 发生率分别为 96% 和 97%，3 级以上 AE 发生率分别为 67% 和 62%。对于低风险 ccRCC 患者，CSCO 发布的相关指南将帕博利珠单抗联合阿昔替尼作为一线治疗的Ⅱ级推荐，NCCN 发布的相关指南将其作为低风险组一线治疗的首选方案。

（3）阿替利珠单抗（1200mg）＋贝伐珠单抗（15mg/kg，每 3 周 1 次）。

在Ⅲ期 IMmotion 151 研究中，既往未经治疗的 915 例 ccRCC 患者分别接受阿替利珠单抗＋贝伐珠单抗和舒尼替尼单药治疗。362 例（40%）患者 PD-L1 表达阳性（SP142 ≥ 1% 为阳性阈值）。结果显示，在 PD-L1 阳性患者，联合治疗组 PFS 显著优于舒尼替尼组（中位 PFS 为 11.2 个月 vs. 7.7 个月；HR = 0.74，95% CI：0.57 ~ 0.96，$P < 0.05$）；在整体人群中，联合治疗组 PFS 同样占优（中位 PFS 为 11.2 个月 vs. 8.4 个月；HR = 0.83，95% CI：0.70 ~ 0.97，$P < 0.05$），各风险等级（此研究采用 MSKCC 模型）的患者 PFS 均可获益。两组 OS 在 PD-L1 阳性人群和整体人群中均未见显著差异。在 AE 方面，91% 联合治疗组患者和 96% 舒尼替尼组患者出现 AE，联合治疗组中 3 级以上 AE 发生率为 40%，5% 的患者因 AE 停止治疗；舒尼替尼组该数据分别为 54% 和 8%。基于该研究，对于低风险 ccRCC 患者，CSCO 发布的相关指南将阿替利珠单抗联合贝伐珠单抗作为一线治疗的Ⅱ级推荐。

（4）阿维鲁单抗（10mg/kg，每 2 周 1 次）＋阿昔替尼（5mg，每天 2 次）。

Ⅲ期 JAVELIN Renal 101 研究对比了阿维鲁单抗＋阿昔替尼和舒尼替尼单药用于晚期肾癌一线治疗的效果。886 名进展期 ccRCC 患者 1∶1 随机接受阿维鲁单抗＋阿昔替尼（442 例）和舒尼替尼单药（444 例）治

疗。560 名（63.2%）患者 PD-L1 表达阳性。结果显示，两组的中位 PFS 分别是 13.9 个月和 8.5 个月（HR = 0.67，$P < 0.001$），总人群 PFS 分别是 13.8 个月和 8.4 个月（HR = 0.69，$P < 0.001$）；PD-L1 阳性患者中，ORR 为 55.2% 和 25.5%。但因阿维鲁单抗在国内尚未上市，CSCO 发布的相关指南暂将其列为低风险 ccRCC 患者一线治疗的Ⅲ级推荐，NCCN 发布的相关指南将其作为低风险组一线治疗的其他建议方案。

（5）纳武利尤单抗（240mg，每 2 周 1 次）＋卡博替尼（40mg，每天 1 次）。

Ⅲ期 CheckMate 9ER 研究纳入未经治疗的晚期或转移性 ccRCC 患者，分别接受纳武利尤单抗＋卡博替尼治疗和舒尼替尼单药治疗。截至 2020 年 3 月 30 日，研究共纳入 651 例患者，纳武利尤单抗＋卡博替尼组中位 PFS 为 16.6 个月，舒尼替尼组为 8.3 个月（HR = 0.51，95% CI：0.41 ～ 0.64，$P < 0.0001$）。亚组分析中，各风险组人群均可从纳武利尤单抗＋卡博替尼组中获益。纳武利尤单抗＋卡博替尼组的 ORR 为 55.7%，舒尼替尼组为 27.1%（$P < 0.0001$）。截至 2020 年 3 月 30 日，两组 OS 均未达到。AE 方面，纳武利尤单抗＋卡博替尼组 AE 发生率为 100%，其中 3 级以上 AE 发生率为 75%，常见为腹泻、手足皮肤反应、甲状腺功能减退和高血压等。对于低风险 ccRCC 患者，CSCO 发布的相关指南将纳武利尤单抗联合卡博替尼作为一线治疗的Ⅲ级推荐；对中高风险 ccRCC 患者，将该方案作为一线治疗的Ⅲ级推荐。NCCN 发布的相关指南将其作为低风险组一线治疗的首选方案。

2. 中高风险组一线治疗

（1）阿昔替尼（5mg，每天 2 次）＋帕博利珠单抗（200mg，每 3 周 1 次）。

基于Ⅲ期 KEYNOTE-426 研究，前已述。对于中高风险 ccRCC 患者，CSCO 发布的相关指南将此方案作为一线治疗的Ⅰ级推荐。NCCN 发布的相关指南将其作为 ccRCC 中高风险组一线治疗的首选方案。

（2）阿替利珠单抗（1200mg）＋贝伐珠单抗（15mg/kg，每 3 周 1 次）。

基于Ⅲ期 IMmotion 151 研究，前已述。CSCO 发布的相关指南将此方案作为 ccRCC 患者一线治疗的Ⅰ级推荐。

（3）纳武利尤单抗（3mg/kg）＋伊匹木单抗（1mg/kg 静脉滴注，每 3 周 1 次），4 个周期后给予纳武利尤单抗维持治疗（3mg/kg 静脉滴注，每 2 周 1 次）。

Ⅲ期 CheckMate 214 研究比较了纳武利尤单抗＋低剂量伊匹木单抗和舒尼替尼单药一线治疗 ccRCC 的效果。结果显示，对于中、高风险 ccRCC，与舒尼替尼单药组（422 例）比较，联合治疗组（425 例）的 ORR 及 CR 均显著更优（ORR 为 42% vs. 27%，$P < 0.001$；CR 为 9% vs. 1%，$P < 0.001$），但联合治疗组 18 个月 OS 率和中位 PFS 未达到预设的显著性阈值（18 个月 OS 率为 75% vs. 60%，中位 PFS 为 11.6 个月 vs. 8.4 个月，$P = 0.03$）。Ⅰ期 CheckMate 016 研究比较了 N3I1 方案（纳武利尤单抗 3mg/kg ＋伊匹木单抗 1mg/kg）和 N1I3 方案（纳武利尤单抗 1mg/kg ＋伊匹木单抗 3mg/kg），后续均应用纳武利尤单抗维持治疗（3mg/kg，每 2 周 1 次）。研究包含既往接受过其他治疗的患者，有 22 例使用 N3I1 方案，26 例使用 N1I3 方案。两种方案疗效无显著差异，由于 N3I1 方案安全性更高，对于中高风险 ccRCC 患者，CSCO 发布的相关指南推荐将 N3I1 方案作为 ccRCC 一线治疗的Ⅰ级推荐。NCCN 发布的相关指南将伊匹木单抗联合纳武利尤单抗作为 ccRCC 中高风险组一线治疗的首选方案。

（4）帕博利珠单抗（200mg，每 3 周 1 次）＋仑伐替尼（20mg，每天 1 次）。

基于Ⅲ期 CLEAR 研究，前已述。CSCO 发布的相关指南将帕博利珠单抗联合仑伐替尼作为 ccRCC 中高风险组一线治疗的Ⅰ级推荐。NCCN 发布的相关指南将其作为 ccRCC 中高风险组一线治疗的首选方案及后续治疗的其他建议方案。

（5）阿维鲁单抗（10mg/kg，每 2 周 1 次）＋阿昔替尼（5mg，每天 2 次）。

基于Ⅲ期 JAVELIN Renal 101 研究，前已述。因阿维鲁单抗在国内尚未上市，CSCO 发布的相关指南暂将其列为中高风险 ccRCC 患者一线治疗的Ⅲ级推荐。NCCN 发布的相关指南将其作为 ccRCC 中高风险组一线治疗的其他建议方案。

（6）纳武利尤单抗（240mg，每 2 周 1 次）+卡博替尼（40mg，每天 1 次）。

基于Ⅲ期 CheckMate 9ER 研究，前已述。对于中高风险 ccRCC 患者，CSCO 发布的相关指南将纳武利尤单抗联合卡博替尼作为一线治疗的Ⅲ级推荐。NCCN 发布的相关指南将其作为 ccRCC 中高风险组一线治疗的首选方案。

3. 二线及以上治疗

（1）纳武利尤单抗（3mg/kg，每 2 周 1 次）。

在Ⅲ期 CheckMate 025 研究中，821 例既往接受过一线或多线治疗的进展期 ccRCC 患者按 1∶1 分组，分别接受纳武利尤单抗和依维莫司治疗。结果显示，纳武利尤单抗组的 ORR 显著优于依维莫司组（25% vs. 5%，$P < 0.001$），OS 同样占优（中位 OS 为 25.0 个月 vs. 19.6 个月）；纳武利尤单抗组 AE 发生率为 79%，依维莫司组为 88%，两组的 3～4 级 AE 发生率分别为 19% 和 37%。基于上述数据，FDA 已批准纳武利尤单抗作为进展期 ccRCC 的二线用药（240mg、每 2 周 1 次或 480mg、每 4 周 1 次）。CSCO 发布的相关指南将纳武利尤单抗单药治疗作为 ccRCC 患者二线及以上治疗的Ⅰ级推荐。NCCN 发布的相关指南将其作为 ccRCC 患者的后续治疗的首选方案。

（2）阿昔替尼（5mg，每天 2 次）+帕博利珠单抗（200mg，每 3 周 1 次）。

基于Ⅲ期 KEYNOTE-426 研究，前已述。CSCO 发布的相关指南将帕博利珠单抗联合阿昔替尼作为 ccRCC 二线及以上治疗的Ⅱ级推荐。NCCN 发布的相关指南将其作为 ccRCC 患者的后续治疗的其他建议方案。

（3）纳武利尤单抗 3mg/kg +伊匹木单抗 1mg/kg（N3I1 方案）。

基于 CheckMate 016 研究，前已述。该研究证实了纳武利尤单抗联合伊匹木单抗治疗进展期 ccRCC 的持续有效性和安全性。尽管缺少二线及以上治疗中安全性数据，但结合整体数据，CSCO 发布的相关指南推荐 ccRCC 二线及以上治疗使用 N3I1 方案，NCCN 发布的相关指南将其作为 ccRCC 患者的后续治疗的其他建议方案。

（4）阿维鲁单抗（10mg/kg，每 2 周 1 次）+阿昔替尼（5mg，每天 2 次）。

基于Ⅲ期 JAVELIN Renal 101 研究，前已述。因阿维鲁单抗在国内尚未上市，CSCO 发布的相关指南暂将其列为二线及以上治疗的Ⅲ级推荐，NCCN 发布的相关指南将其作为 ccRCC 后续治疗的其他建议方案。

（5）卡瑞利珠单抗+法米替尼。

一项Ⅱ期临床研究评估了卡瑞利珠单抗+法米替尼治疗转移性 ccRCC 和不可切除尿路上皮癌的疗效和安全性。ccRCC 队列共纳入 38 例晚期患者，84.2% 的患者既往曾接受系统治疗，中位随访 18.8 个月，ORR 达 60.5%，一线治疗及后线治疗的 ORR 分别为 84.6% 和 48%；DCR 为 89.5%，一线和后线治疗的 DCR 分别为 100% 和 84.0%；一线中位 PFS 未达到，后线治疗的 PFS 为 13.4 个月。基于该研究，CSCO 发布的相关指南将其列为 ccRCC 二线及以上治疗的Ⅲ级推荐。

三、晚期 non-ccRCC 免疫治疗关键研究

1. 纳武利尤单抗

一项多中心回顾性研究分析了纳武利尤单抗在转移性 non-ccRCC 中的治疗效果。研究纳入 35 例患

者，至少接受过 1 次纳武利尤单抗治疗，其中 PR 7 例（20%）、SD 10 例（29%），中位 PFS 为 3.5 个月，中位随访时间 8.5 个月。AE 发生率为 37%，主要为疲劳、发热和皮疹。考虑到 non-ccRCC 相关临床研究较少，CSCO 发布的相关指南将纳武利尤单抗作为 non-ccRCC 系统性治疗的Ⅱ级推荐。NCCN 发布的相关指南将其作为 non-ccRCC 全身治疗的其他建议方案。

2. 阿替利珠单抗＋贝伐珠单抗

IMmotion151 纳入了 86 例肾肉瘤样癌患者，在 PD-L1 ≥ 1% 的肾肉瘤样癌患者中，阿替利珠单抗＋贝伐珠单抗组的 PFS 显著优于舒尼替尼组（HR ＝ 0.46，95% CI：0.28 ～ 0.78）。CSCO 发布的相关指南将该方案作为 non-ccRCC（PD-L1 ≥ 1% 的肾肉瘤样癌）系统性治疗的Ⅱ级推荐。

3. 纳武利尤单抗＋卡博替尼

一项Ⅱ期单臂临床研究分析了纳武利尤单抗联合卡博替尼用于 non-ccRCC 患者（47 例）一线或二线治疗的有效性及安全性。队列 1 为乳头状、未分型、TFE3 基因易位肾细胞癌（40 例），队列 2 为嫌色肾细胞癌（7 例），均接受纳武利尤单抗（240mg、每 2 周 1 次或 480mg、每 4 周 1 次）＋卡博替尼（40mg/d）治疗。中位随访时间为 13.1 个月。队列 1 的 ORR 为 48%，一线治疗患者 ORR 达 54%；队列 1 中位 PFS 为 38 个月（95%CI：16.3 个月～未达到）；队列 2 中 7 例患者达到 PR 或 CR。CSCO 发布的相关指南将该方案作为 non-ccRCC 治疗的Ⅱ级推荐。

四、小结

迄今为止，已有 10 余种系统治疗方案在转移性 RCC 一线和二线治疗中获得了国内外批准。免疫治疗的加入，明显改善晚期 ccRCC 的预后，一线免疫联合治疗的中位生存期可达 47 个月。一线治疗格局的迭代，正在改变晚期 RCC 的临床实践，同时也对二线治疗的决策提出了挑战。对于免疫检查点抑制剂治疗进展后患者的二线治疗，从现有的回顾性研究及Ⅱ期试验数据初步结果来看，以酪氨酸激酶抑制剂、免疫检查点抑制剂为核心的单药或联合方案仍可为后线患者带来生存的获益。现阶段，对于患者治疗方案的选择需要从疗效、安全性、可及性、经济效益、成本等多个维度进行个体化考虑。值得期待的是，新型多靶点酪氨酸激酶抑制剂如仑伐替尼、卡博替尼等的加入带来了疗效的进一步提升，因其具有免疫调节作用，与免疫检查点抑制剂的联合应用也被寄予厚望。

（殷蓓蓓　王俊）

参考文献

[1]CHOW W H, DONG L M, DEVESA S S. Epidemiology and risk factors for kidney cancer[J]. Nature Reviews Urology, 2010, 7(5): 245−257.

[2]JAYSON G C, KERBEL R, ELLIS L M, et al. Antiangiogenic therapy in oncology: current status and future directions[J]. The Lancet, 2016, 388(10043): 518−529.

[3]BEDKE J, GAULER T, GRÜNWALD V, et al. Systemic therapy in metastatic renal cell carcinoma[J]. World Journal Of Urology, 2017, 35(2): 179−188.

[4]MOTZER R J, BACIK J, MURPHY B A, et al. Interferon−alfa as a comparative treatment for clinical trials of new therapies against advanced renal cell carcinoma[J]. Journal of Clinical Oncology, 2002, 20(1): 289−296.

[5]HENG D Y, XIE W, REGAN M M, et al. Prognostic factors for overall survival in patients with metastatic

renal cell carcinoma treated with vascular endothelial growth factor-targeted agents: results from a large, multicenter study[J]. Journal of Clinical Oncology, 2009, 27(34): 5794-5799.

[6]MOTZER R, ALEKSEEV B, RHA S Y, et al. Lenvatinib plus pembrolizumab or everolimus for advanced renal cell carcinoma[J]. The New England Journal of Medicine, 2021, 384(14): 1289-1300.

[7]RINI B I, PLIMACK E R, STUS V, et al. Pembrolizumab plus axitinib versus sunitinib for advanced renal-cell carcinoma[J]. The New England Journal of Medicine, 2019, 380(12): 1116-1127.

[8]MOTZER R J, PENKOV K, HAANEN J, et al. Avelumab plus axitinib versus sunitinib for advanced renal-cell carcinoma[J]. The New England Journal of Medicine, 2019, 380(12): 1103-1115.

[9]MOTZER R J, TANNIR N M, MCDERMOTT D F, et al. Nivolumab plus ipilimumab versus sunitinib in advanced renal-cell carcinoma[J]. The New England Journal of Medicine, 2018, 378(14): 1277-1290.

[10]HAMMERS H J, PLIMACK E R, INFANTE J R, et al. Safety and efficacy of nivolumab in combination with ipilimumab in metastatic renal cell carcinoma: the CheckMate 016 study[J]. Journal of Clinical Oncology, 2017, 35(34): 3851-3858.

[11]MOTZER R J, ESCUDIER B, MCDERMOTT D F, et al. Nivolumab versus everolimus in advanced renal-cell carcinoma[J]. The New England Journal of Medicine, 2015, 373(19): 1803-1813.

[12]ESCUDIER B, MOTZER R J, SHARMA P, et al. Treatment beyond progression in patients with advanced renal cell carcinoma treated with nivolumab in CheckMate 025[J]. European Urology, 2017, 72(3): 368-376.

[13]LINEHAN W M, SPELLMAN P T, RICKETTS C J, et al. Comprehensive molecular characterization of papillary renal-cell carcinoma[J]. The New England Journal of Medicine, 2016, 374(2): 135-145.

[14]DAVIS C F, RICKETTS C J, WANG M, et al. The somatic genomic landscape of chromophobe renal cell carcinoma[J]. Cancer Cell, 2014, 26(3): 319-330.

[15]MOCH H, CUBILLA A L, HUMPHREY P A, et al. The 2016 WHO classification of tumours of the urinary system and male genital organs-part A: renal, penile, and testicular tumours[J]. European Urology, 2016, 70(1): 93-105.

[16]ARGANI P, REUTER V E, ZHANG L, et al. TFEB-amplified renal cell carcinomas: an aggressive molecular subset demonstrating variable melanocytic marker expression and morphologic heterogeneity[J]. American Journal of Surgical Pathology, 2016, 40(11): 1484-1495.

[17]MCDERMOTT D F, LEE J L, ZIOBRO M, et al. Open-label, single-arm, phase II study of pembrolizumab monotherapy as first-line therapy in patients with advanced non-clear cell renal cell carcinoma[J]. Journal of Clinical Oncology, 2021, 39(9): 1029-1039.

第十一章 妇科肿瘤免疫治疗规范

第一节 宫颈癌免疫治疗规范

一、概述

宫颈癌已成为全世界妇女常见的癌症死亡原因，是主要的健康威胁之一。复发性和晚期转移性宫颈癌患者生存期短、生存质量低、预后差。近年随着肿瘤免疫治疗研究的深入和新基因编辑技术的不断成熟，肿瘤免疫治疗为改善宫颈癌患者预后提供了潜在的新策略。临床研究发现，抗肿瘤免疫治疗已在对传统疗法无反应的患者产生了积极的客观应答率。根据作用机制的不同，宫颈癌免疫治疗的方法主要包括免疫检查点抑制剂、HPV 相关疫苗、基于 DC 的免疫治疗和过继性 T 细胞免疫治疗等。

与其他肿瘤类似，针对 PD-1 和 CTLA-4 的免疫检查点抑制剂已经成为宫颈癌最重要的免疫治疗手段。既往报道提示 46.9%～60.8% 宫颈癌患者的肿瘤组织中存在 PD-L1 阳性表达，PD-L1 蛋白可以表达在肿瘤细胞、APC 和 TIL 上，并且在肿瘤间质组织中还发现了 PD-1 阳性 T 细胞。此外，在 HPV 感染的 SCCHN 中可以观察到 PD-L1 表达和 IFN-γmRNA 的上调。深入分析发现，IFN-γ 是通过最初的 HPV 感染后分泌的，随后 IFN-γ 诱导了 PD-L1 蛋白的表达。随后，有研究显示宫颈癌 HPV 阳性状态与 PD-L1 表达增加呈正相关性。这些结果预示着 PD-1/PD-L1 抑制剂在 HPV 感染的宫颈癌中的潜在疗效。目前临床研究的结果也提示封锁 PD-1/PD-L1 途径的检查点可抑制肿瘤进展，改善复发转移性宫颈癌患者的预后。

除常规的免疫检查点抑制剂外，针对 HPV 感染的治疗性疫苗在宫颈癌的免疫治疗中占据重要地位。几乎所有的宫颈癌都是由 HPV 感染引起的。上皮损伤后，HPV 可以感染角质形成细胞的基底细胞层，在大多数情况下，这种感染可被清除。然而，高危 HPV 类型如 16 和 18 可能持续存在并整合到宿主基因组中，从而导致癌蛋白 E6 和 E7 过度表达。这些癌蛋白通过下调干扰素产生、STING 途径等干扰自然免疫反应，并通过 I 类 MHC 分子抑制 HPV 抗原的表达。HPV 感染还会损害对免疫反应至关重要的朗格汉斯细胞功能。此外，HPV 感染宫颈组织后，可通过在不同分化程度的角质细胞中差异性复制与蛋白表达机制、抑制角质形成细胞的细胞自主免疫和急性炎症及抑制 APC 的聚集以躲避宿主免疫系统的监视和进攻，达到免疫逃逸的目的，持续存活在宿主体内。因此，针对 HPV 驱动的致癌作用中的特异性机制和途径的治疗方式有望成为新型免疫治疗方法。

二、宫颈癌免疫治疗关键研究

（一）免疫检查点抑制剂

1. 复发晚期宫颈癌免疫治疗关键研究

1）PD-1/PD-L1 抗体 ±CTLA-4 抗体

一项分析帕博利珠单抗在 PD-L1 阳性晚期实体瘤患者中安全性和有效性的多中心临床试验结果显

示，24 例 PD-L1 阳性且既往治疗失败的晚期宫颈癌患者中达 PR 的有 4 例，ORR 为 17%，有 3 例评价为 SD。另一项关于帕博利珠单抗用于宫颈癌患者的临床研究 KEYNOTE-158，共入组 47 例晚期治疗未控的宫颈癌患者，总 ORR 为 17%，其中 15 例随访时间超过 27 周的患者 ORR 为 27%，随着随访时间延长，ORR 有所提高。2018 年 6 月，FDA 批准帕博利珠单抗用于化疗后或疾病进展且肿瘤表达 PD-L1 的复发或转移性宫颈癌的患者。KEYNOTE-158 研究的补充报告提示：共 98 例持续、复发或转移性宫颈癌患者接受了帕博利珠单抗单药治疗，中位随访时间为 10.2 个月（0.6 ～ 22.7 个月），ORR 为 12.2%（95% CI：6.5% ～ 20.4%），其中 3 例患者达到 CR，9 例达到 PR。基于这项研究结果，2020 年 NCCN 发布的相关指南推荐帕博利珠单抗作为适用于 PD-L1 阳性或 MSI-H/dMMR 的复发宫颈癌的二线治疗方案。

Ⅰ/Ⅱ期 CHECKMATE-358 试验对纳武利尤单抗单药治疗 HPV 感染相关复发/转移性宫颈癌、阴道/外阴癌患者的安全性和有效性进行了报道。其结果与 KEYNOTE-158 类似，宫颈癌患者的 ORR 为 26.3%（95% CI：9.1 ～ 51.2），阴道/外阴癌患者的 ORR 为 20.0%（95% CI：0.5 ～ 71.6）。宫颈癌患者的中位 OS 为 21.9 个月。基于此，纳武利尤单抗于 2022 年 NCCN 发布的相关指南中被推荐为 PD-L1 阳性的复发或转移性宫颈癌的二线治疗方案。

然而，在接下来的一项类似的Ⅱ期临床研究中，纳武利尤单抗治疗既往接受过铂类化疗的持续/复发性宫颈癌患者时，PR 仅为 4%（90% CI：0.4% ～ 22.9%），中位 PFS 为 3.8 个月，证实纳武利尤单抗单药在既往接受过铂类化疗的持续/复发性宫颈癌患者中的抗肿瘤活性十分有限。

CHECKMATE-358 报道了两种不同的纳武利尤单抗和伊匹木单抗组合方式的试验结果。持续/复发晚期宫颈癌患者被随机分配至 A 组［纳武利尤单抗（3mg/kg，每 2 周 1 次）＋伊匹木单抗（1mg/kg，每 6 周 1 次）］和 B 组［纳武利尤单抗（1mg/kg）＋伊匹木单抗（3mg/kg，每 3 周 1 次）治疗 4 个周期，再用纳武利尤单抗 240mg，每 2 周 1 次，持续 ≤ 24 个月］。结果显示，对于未接受过治疗的患者，A 组的 ORR 为 32%，B 组的 ORR 为 46%，接受过治疗的患者的 ORR 则分别为 23% 和 36%；在 A 组中，未接受和接受过治疗的患者的中位 PFS 分别为 13.8 个月和 3.6 个月，而 B 组的中位 PFS 分别为 8.5 个月和 5.8 个月；对于未经治疗的患者，两组的 OS 均为 NR，接受过治疗的患者的 OS 分别为 10.3 个月和 25.4 个月。该研究提示持续/复发晚期的宫颈癌患者可从双免疫治疗中获益，其有效率可能优于免疫检查点抑制剂单药治疗。然而，另一项双免疫（度伐鲁单抗联合曲美木单抗）治疗复发/转移性晚期宫颈癌的二线治疗的Ⅰ期临床研究结果提示患者从双免疫治疗中获益十分有限，该试验入组的 13 名患者，没有患者达到 PR 或 CR，仅其中 6 名（46.2%）患者评价为 SD。

2）PD-1/PD-L1 抗体＋化疗/靶向治疗

有关宫颈癌免疫检查点抑制剂开展的临床研究旨在获得更高的响应率，这些研究纳入的对象往往是无法切除或复发的晚期宫颈癌患者。以铂为基础的化疗可以导致免疫源性细胞的死亡，释放肿瘤特异性抗原；使用抗血管生成药物可以使肿瘤血管正常化和发生重塑，改善肿瘤微环境的缺氧状态并促进淋巴细胞浸润。从理论上来说，无论是化疗药物还是抗血管生成药物联合免疫检查点抑制剂，均可以进一步增强抗肿瘤效果。

2021 年，ESMO 公布了 KEYNOTE-826 研究的结果，在 617 名未接受全身化疗且不适合手术和（或）放疗等治愈性疗法的复发/转移性宫颈癌患者中，帕博利珠单抗一线联合化疗方案与对照组相比，OS 有了显著提高。该研究中，对照组接受含铂化疗方案（紫杉醇联合顺铂或卡铂）± 贝伐珠单抗，研究组的方案为在对照组的基础上加上帕博利珠单抗。结果显示，无论是否加用贝伐珠单抗，研究组获益均高于对照组。研究组的 OS 相比对照组提高 33%，中位 OS 分别为 24.4 个月和 16.5 个月（HR ＝ 0.67，95% CI：

$0.54 \sim 0.84$，$P < 0.001$）。研究组的 PFS 有显著延长，中位 PFS 分别为 10.4 个月和 8.2 个月（HR = 0.65，95% CI：$0.53 \sim 0.79$，$P < 0.001$）。在不同的 PD-L1 CPS 患者亚组中，研究组与对照组的 OS 的 HR 值在所有受试者（0.67）、PD-L1 CPS ≥ 1 患者（0.64）、PD-L1 CPS ≥ 10 患者（0.61）中相似。基于此项研究结果，2022 年 NCCN 发布的相关指南中，帕博利珠单抗＋紫杉醇联合顺铂或卡铂 ± 贝伐珠单抗被推荐为 PD-L1 阳性的复发/转移性宫颈癌的一线治疗。目前仍有其他类似的Ⅲ期临床研究正在进行中，比如 BEATcc 研究，对照组接受含铂化疗方案（紫杉醇联合顺铂或卡铂）± 贝伐珠单抗，研究组的方案为在对照组的基础上加上阿替丽珠单抗，其结果尚未回报。

CLAP 是一项卡瑞利珠单抗联合阿帕替尼治疗晚期宫颈癌的Ⅱ期研究。研究纳入 45 例转移、复发或持续性宫颈癌患者，其中 57.8% 的患者既往接受过二线及二线以上化疗。入组患者接受每 2 周 1 次 200mg 卡瑞利珠单抗联合每天 1 次 250mg 阿帕替尼治疗，直至疾病进展或不可耐受。研究结果显示，中位随访时间为 11.3 个月，ITT 人群 ORR 高达 55.6%（95% CI：$40.0\% \sim 70.4\%$），其中 2 例患者获得 CR、23 例患者获得 PR，中位 PFS 为 8.8 个月（95% CI：5.6 个月～未达到），DOR 和 OS 尚未达到。值得关注的是，此项研究中无论 PD-L1 是阳性还是阴性，ORR 结果差异无统计学意义。这一结论为 PD-L1 阴性的复发或晚期的宫颈癌患者带来新的希望。

2. 局部晚期宫颈癌免疫治疗关键研究

对于局部晚期的宫颈癌患者，同步放化疗仍是标准的治疗模式。放疗可以引起细胞 DNA 双链损伤，最终导致细胞死亡。这种死亡现象会引起宿主的免疫系统和肿瘤微环境之间产生复杂的相互作用。既往已有研究表明放疗可诱导激活免疫系统，并对放疗联合免疫治疗的潜在策略进行了描述。基于此，免疫检查点抑制剂在局部晚期宫颈癌中也开展了相关研究。在这些研究中，免疫检查点抑制剂是作为维持治疗还是联合治疗尚存争议。期待后续这些研究结果的公布，或许会改变局部晚期宫颈癌患者的治疗现状。

（二）治疗性疫苗

由于 HPV 相关恶性肿瘤的发病机制与病毒致癌蛋白 E6 和 E7 的持续表达密切相关，针对 HPV 蛋白 E6 和 E7 的治疗性疫苗正在研发中。临床研究中使用的治疗性 HPV 疫苗通过以下 3 种策略呈递 HPV 相关抗原来刺激免疫反应：基于肽、基于载体（细菌或病毒）和基于 DNA 的疫苗。目前进行的治疗性 HPV 疫苗用于宫颈癌治疗的研究取得了一定的进展，但尚无可投入临床大规模使用的治疗性疫苗问世。

三、小结

在宫颈癌的免疫治疗效果预测标志物的研究中，最受关注的是 PD-L1 在肿瘤及免疫细胞中的表达。然而，即使是 PD-L1 阳性的宫颈癌患者在接受 PD-1 抑制剂治疗后的 ORR 仅为 14.3%，因此，仅靠 PD-L1 检测并不能精确筛选出对抗 PD-1/PD-L1 抑制剂治疗的受益者。在将来的临床试验中，为精准地筛选免疫治疗受益者，需要对 MSI、MMR 状态、TIL、PD-1/PD-L1 和 TMB 等多种生物标志物进行综合分析。

目前，在 NCCN 发布的相关指南中，PD-1 抑制剂联合化疗及抗血管生成药物治疗已被推荐为 PD-L1 阳性的晚期或复发/转移性宫颈癌患者的标准一线治疗方案。二线治疗中，PD-1 抑制剂单药亦作为首选治疗推荐。免疫联合抗血管生成药物治疗及化疗也使晚期宫颈癌患者获得更好的疗效。在未来的研究中，应积极寻找疗效预测标志物，实现精准治疗、个体化治疗；联合放疗、化疗、靶向治疗等手段提高临床疗效，同时监测并积极应对不良反应；积极开展并推进临床试验研究，为宫颈癌患者带来更多的临床受益。

（赵迎超　李贵玲）

第二节　子宫内膜癌免疫治疗规范

一、概述

子宫内膜癌是常见的妇科恶性肿瘤，发病率在中国居女性生殖系统恶性肿瘤第 2 位，在发达国家居首位。2020 年，全球子宫内膜癌新发病例为 417367 例，死亡病例为 97370 例。子宫内膜癌好发于围绝经及绝经后的妇女，80% 的子宫内膜癌诊断时肿瘤局限于子宫体，总的 5 年生存率大于 80%。然而，合并有淋巴结侵犯和远处转移的晚期或复发性子宫内膜癌患者预后不佳，5 年生存率分别为 68% 和 17%。子宫内膜癌的初始治疗手段为手术和根据复发危险因素和预后给予辅助放化疗，而复发 / 转移性子宫内膜癌对传统放化疗反应较差，亟须探索更有效的治疗手段。

癌症基因组图谱研究计划根据基因特征将子宫内膜癌分为 4 种亚型：POLE 超突变型、MSI-H/dMMR 型、低拷贝型和高拷贝型。分子分型对指导治疗和判断预后有重要意义。目前，免疫治疗的分子标记物主要为两类：一类与肿瘤新生抗原相关，如 MSI-H / dMMR、TMB；一类与肿瘤炎性微环境相关，如 PD-1/ PD-L1、TIL。子宫内膜癌 MSI-H/ dMMR 的发生率较高，子宫内膜癌分子分型中 MSI-H/dMMR 型占比为 28%，POLE 超突变型占比为 7% ～ 12%，这两种分型突变负荷高，产生新生抗原较多。此外，子宫内膜癌 PD-1/PD-L1 表达阳性率高（内膜样癌 40% ～ 80%、浆液性癌 10% ～ 68%、透明细胞癌 23% ～ 69%），POLE 超突变型、MSI-H / dMMR 型的 $CD3^+/CD8^+$ 的 TIL 显著升高。基于以上病理分子特性，免疫治疗在复发 / 转移性子宫内膜癌的治疗中显示出良好的效果。

二、子宫内膜癌免疫治疗关键研究

POLE 超突变型和 MSI-H / dMMR 型显示出高负荷的移码突变，导致免疫系统可针对的新抗原表达增加，包括（但不限于）T 细胞反应。最近的数据证明免疫检查点抑制剂对既往接受过化疗的复发 / 转移性子宫内膜癌有较好的疗效。KEYNOTE-158 和 GARNET 研究显示帕博利珠单抗和多塔利单抗对晚期复发性 MSI-H/dMMR 型子宫内膜癌具有较高的应答率，且缓解持续时间较长。帕博利珠单抗和抗血管生成药物仑伐替尼联合治疗 MMRp 晚期子宫内膜癌也取得了较好的疗效。因此，使用免疫检查点抑制剂单药或与抗血管生成药物联合使用治疗复发 / 转移性子宫内膜癌的适应证已获得批准。评估免疫检查点抑制剂联合化疗及其他靶向治疗在子宫内膜癌一线治疗中的研究正在进行中。

1. 免疫单药治疗

（1）KEYNOTE-158 是一项多中心、多队列、单臂、开放性的 II 期临床研究，评估帕博利珠单抗单药治疗晚期实体瘤疗效与安全性，并探讨生物标志物与疗效之间的关系。所有患者均接受每 3 周 1 次帕博利珠单抗 200mg 治疗，直至完成 35 个周期或出现疾病进展或不可耐受的毒性反应。该研究纳入 MSI-H/dMM 子宫内膜癌患者 79 例，结果显示 ORR 为 48%，中位 PFS 为 13.1 个月，中位 OS 尚未达到，4 年 PFS 率为 37%，4 年 OS 率达 60%。

KEYNOTE-158 研究的另一个队列探索了 TMB-H 与帕博利珠单抗治疗晚期实体瘤疗效间的关系，截至 2019 年 6 月，共纳入 1073 例患者，805 例（76%）可评估 TMB，105 例（13%）为 TMB-H。其中晚期复发性子宫内膜癌患者有 82 例，TMB-H 和非 TMB-H 患者的 ORR 分别为 46.7% 和 6%。总体人群常见的不良反应是瘙痒（24%）、疲劳（21%）、腹泻（16%）等，其中 11 例（12%）有 3 ～ 4 级 TRAE，6 例

（7%）因 TRAE 而停药。基于 KEYNOTE-158 研究，FDA 批准帕博利珠单抗单药用于既往治疗后进展且不适合进行根治性手术或放疗的 TMB-H 或 MSI-H/dMMR 子宫内膜癌患者。

（2）KEYNOTE-028 是一项多中心 Ⅰb 期研究，共入组 24 例 PD-L1 阳性（CPS ≥ 1）的晚期复发性子宫内膜癌患者，使用帕博利珠单抗 10mg/kg 静脉注射，每 2 周治疗 1 次，结果显示 ORR 为 13%，均为 PR，其中 1 例为 POLE 超突变型。中位 PFS 为 1.8 个月，中位 OS 尚未达到。常见的不良反应是疲劳（20.8%）、瘙痒（16.7%）、发热（12.5%）和食欲减退（12.5%），无 4 级和 5 级 TRAE。

（3）GARNET（NCT02715284）是一项多中心、单臂的 Ⅰ/ⅡB 期临床研究，评价多塔利单抗单药治疗晚期实体瘤的疗效及安全性。共入组含铂治疗后进展的晚期复发性子宫内膜癌 271 例，分为队列 A1［MSI-H/dMMR 型子宫内膜癌（129 例）］和队列 A2［pMMR/MSS 型子宫内膜癌（161 例）］，两组 ORR 分别为 44.7%、13.4%，有显著性差异；中位 PFS 和中位 OS 尚未达到。基于此项研究，FDA 和 EMA 于 2021 年 4 月加速批准多塔利单抗用于治疗既往含铂化疗方案治疗后进展的 dMMR 型子宫内膜癌。常见的不良反应是甲状腺功能减退和下滑道症状，3 ～ 4 级 AE 发生率为 11% ～ 19%。

（4）PHAEDRA 是一项多中心、多队列 Ⅱ 期临床试验，该研究共入组 71 例晚期子宫内膜癌患者，给予度伐利尤单抗治疗，结果提示，dMMR 和 pMMR 型子宫内膜癌患者的 ORR 分别为 43% 和 3%，中位 PFS 分别为 5.5 个月和 1.8 个月，主要不良反应为甲状腺功能异常。

2. 免疫联合靶向治疗

（1）KEYNOTE-146/Study 111 是一项 ⅠB/Ⅱ 期多中心、多队列的临床研究，评估帕博利珠单抗联合仑伐替尼治疗晚期子宫内膜癌的疗效及安全性。仑伐替尼是多靶点络氨酸酶抑制剂，主要抑制 VEGFR 活性。KEYNOTE-146 ⅠB 期研究确定治疗方案为帕博利珠单抗（200mg，静脉注射，每 3 周 1 次）＋仑伐替尼（20mg，口服，每天 1 次）直至患者病情进展或出现不可耐受的毒性反应。主要终点为 24 周的 ORR。Ⅱ 期研究的中期分析提示，研究纳入的 54 例转移性子宫内膜癌患者中位随访时间为 13 个月，24 周的 ORR 为 39.6%。该研究最终纳入 108 例患者，中位随访时间为 18.7 个月，无论 MSI 状态，24 周的 ORR 可达 38%，非 MSI-H/dMMR 患者 ORR 可达 37.2%，MSI-H/dMMR 患者 ORR 可达 63.6%。对于既往接受过治疗的患者，无论 MSI 状态，中位 PFS 为 7.4 个月，中位 OS 为 16.7 个月。67% 的患者出现了 3 ～ 4 级 TRAE，有 22 例（17.7%）患者因 TRAE 停用药物。FDA 基于研究的中期分析数据加速批准帕博利珠单抗联合仑伐替尼联合方案用于治疗既往接受系统治疗后疾病进展的晚期或复发性非 MSI-H/dMMR 型子宫内膜癌。

（2）KEYNOTE-775/Study309 是一项比较帕博利珠单抗联合仑伐替尼治疗方案与医生选择的化疗方案用于晚期子宫内膜癌的疗效和安全性的多中心、开放标签、随机对照Ⅲ期临床研究。研究共纳入 827 例患者，治疗组 411 例，方案为帕博利珠单抗（200mg，静脉注射，每 3 周 1 次）＋仑伐替尼（20mg，口服，每天 1 次）；对照组 416 例，方案为阿霉素（60mg/m²，静脉注射，每 3 周 1 次）或紫杉醇（80mg/m²，静脉注射，每周 1 次）。结果显示，帕博利珠单抗联合仑伐替尼治疗能够显著延长总人群的 OS（18.3 个月 vs. 11.4 个月，HR＝0.62）和 PFS（7.2 个月 vs. 3.8 个月，HR＝0.56），且这种获益不依赖于患者 MSI/MMR 的状态；帕博利珠单抗联合仑伐替尼治疗也能够显著延长 pMMR 人群的 OS（17.4 个月 vs. 12 个月，HR＝0.68）和 PFS（6.6 个月 vs. 3.8 个月，HR＝0.60）。基于此项研究数据，FDA 正式批准帕博利珠单抗联合仑伐替尼用于治疗既往接受系统治疗后疾病进展、不适宜手术或放疗的晚期或复发性非 MSI-H/dMMR 子宫内膜癌。2021 年 NCCN 发布的相关指南将帕博利珠单抗联合仑伐替尼作为既往接受系统治疗后进展的晚期或复发性非 MSI-I/dMMR 子宫内膜癌的 Ⅰ 级推荐治疗方案。

3. 免疫联合化疗

（1）TOPIC/VHIO10001 是一项多中心、单臂 Ⅱ 期临床研究，评价帕博利珠单抗联合多柔比星用于晚期子宫内膜癌的疗效及安全性。研究共纳入 48 例既往接受过含铂化疗的晚期复发性子宫内膜癌患者。治疗方案为帕博利珠单抗（200mg，静脉注射，每 3 周 1 次，直至病情进展或出现不可耐受的毒性反应）＋多柔比星（60mg/kg，静脉滴注，每 3 周 1 次，至第 9 周期）。中位随访 19.1 个月，ORR 31%，中位 PFS 为 6.2 个月（95%CI：4.8 ～ 8.7），中位 OS 为 16.3 个月，中位 PFS 率为 53%（95%CI：40.4 ～ 69.5），与既往二线化疗的数据相比有显著延长。发生率在 15% 以上的 AE 包括无力、贫血、嗜中性粒细胞减少、黏膜炎等。

（2）BTCRC-GYN15-013 是一项多中心 Ⅱ 期临床研究，评价帕博利珠单抗联合紫杉醇 / 卡铂用于复发转移性子宫内膜癌的疗效及安全性。研究共纳入 46 例患者，既往至少接受过一线化疗，若为含铂化疗，需无铂间期＞ 6 个月。应用帕博利珠单抗联合紫杉醇 / 卡铂共 6 个周期，ORR 为 74.4%，中位 PFS 为 9 个月；pMMR 者的中位 PFS 为 9 个月，dMMR 者的尚未达到；与既往单纯化疗相比，ORR 及 PFS 显著改善，毒性反应能耐受。

三、小结

子宫内膜癌 MSI-H/dMMR 发生率高，分子分型中 MSH-H/dMMR 型和 POLE 超突变型具有较高的突变负荷，免疫原性良好，免疫治疗在复发 / 转移性子宫内膜癌治疗中取得较好疗效，MSH-H/dMMR 及 TMB-H 是可靠的预测疗效的指标。对于 MSH-H/dMMR 型子宫内膜癌患者，可给予 PD-1/PD-L1 单药治疗，而对于 pMMR/MSS 的患者，免疫联合抗血管生成药物的靶向治疗取得较好疗效。PD-1/PD-L1 抗体治疗可改善晚期复发性子宫内膜癌的预后，联合治疗和生物标志物的探索有望使更多患者获益。

（宋颖秋）

第三节　卵巢癌免疫治疗规范

一、概述

卵巢癌是三大常见妇科肿瘤之一。2020 年全球卵巢癌新发病例 5.5 万例，死亡病例 3.7 万例，位列恶性肿瘤发病率和死亡率的第 9 位和第 8 位。卵巢癌根据不同的组织学来源可分为卵巢上皮癌、卵巢生殖细胞恶性肿瘤、卵巢性索间质细胞恶性肿瘤。其中 90% 的卵巢恶性肿瘤为卵巢上皮癌。尽管 80% 的卵巢上皮癌对一线化疗敏感，但 70% 的患者治疗后 3 年内出现复发，中位 PFS 仅为 10 ～ 17 个月。因此，亟须新的治疗方式。

近年来，随着对肿瘤免疫识别、调控、逃逸机制的深入研究，免疫治疗引起了人们的广泛关注。研究显示，一半以上的卵巢癌组织表达 PD-L1 及 TIL。然而卵巢癌的免疫治疗效果并不理想，这与卵巢癌细胞的低免疫原性及免疫抑制性肿瘤微环境有关。研究发现卵巢癌中存在多种免疫耐受机制，包括肿瘤抗原丢失和低 TMB、效应 T 细胞表面多种抑制性受体（如 CTLA-4、PD-1、LAG3 等）的表达、调节性 T 细胞对 CD8[+] 效应性 T 细胞的抑制、骨髓来源抑制细胞导致的免疫抑制、免疫调节酶吲哚胺 -2,3- 双加氧酶介导的色氨酸代谢失调、抑制性细胞因子（如 TGF-β）的表达增加等。

目前在卵巢癌中开展的免疫治疗临床研究主要集中在免疫检查点抑制剂的应用。

二、卵巢癌免疫治疗关键研究

晚期卵巢上皮癌的主要治疗方式为手术和化疗。研究显示化疗可以促进免疫原性肿瘤细胞死亡、增加肿瘤抗原呈递、增强免疫检查点抑制剂疗效。在卵巢癌中进行了一系列免疫联合化疗的研究探索，包括新辅助治疗的 GINECO、INEOV 研究，一线治疗的 JAVELIN Ovarian 100、IMAGYN050 研究，以及复发后治疗的 JAVELIN Ovarian 200 研究。PARP 抑制剂的应用是近年来卵巢癌治疗领域的突破性进展，目前已被批准用于初始治疗及复发卵巢癌的维持治疗。研究表明 PARP 抑制剂可以通过增加肿瘤细胞免疫原性死亡来上调 PD-L1 表达，与免疫治疗发挥协同作用。抗血管生成药物是临床常用的抗肿瘤治疗药物，它可以使肿瘤血管正常化，增加效应性 T 淋巴细胞的浸润，与免疫治疗有协同效应。目前已有多个免疫联合 PARP 抑制剂、抗血管生成药物治疗复发卵巢癌的研究，包括 TOPACIO、GINECO BOLD、MEDIOLA 研究等。下面将对这些代表性的临床研究进行详细阐述。

1. 新辅助治疗

（1）GINECO 是一项探索免疫联合新辅助化疗在晚期卵巢癌的 II 期临床研究。该研究共纳入 91 例无法行理想减瘤术的 FIGO IIIC～IV 期高级别浆液性卵巢癌患者，对照组（30 例）接受卡铂联合紫杉醇新辅助化疗，研究组（61 例）在新辅助化疗的基础上加用帕博利珠单抗。研究结果显示，对照组、研究组的间歇减瘤术完全切除率（complete resection rate, CRR）分别为 70% 和 73.8%，达到主要终点；中位 PFS 分别为 20.8 个月和 19.3 个月，研究组无 PFS 获益。两组 3～4 级 AE 发生率相似，研究组术后并发症增多。该研究表明免疫联合新辅助化疗并不能带来生存获益。

（2）INEOV 是一项免疫联合化疗新辅助治疗不可切除卵巢癌的 Ib 期临床研究。研究共纳入 66 例 IIIC～IV 期卵巢上皮癌患者，分为两组，A 组（33 例）进行度伐利尤单抗联合含铂化疗新辅助治疗，B 组（33 例）进行度伐利尤单抗＋曲美木单抗联合含铂化疗新辅助治疗。研究结果显示，A、B 组的手术主要病理缓解率分别为 40% 和 37%，手术完全切除率分别为 59.4% 和 56.3%，均并未显著增加；两组 3～4 级 irAE 发生率均为 6%。

2. 一线治疗

卵巢癌一线免疫治疗包括两个大样本 III 期随机对照临床研究，分别是 JAVELIN Ovarian 100 研究和 IMAGYN050 研究，遗憾的是研究结果均为阴性。JAVELIN Ovarian 100 评估了阿维鲁单抗联合化疗＋阿维鲁单抗维持治疗初治卵巢癌的疗效，结果显示加入阿维鲁单抗未改善 PFS 和 OS。

IMAGYN050 研究了初治晚期卵巢癌术后，在化疗＋贝伐珠单抗基础上加用阿替利珠单抗能否改善生存，结果显示加用阿替利珠单抗未能延长 PFS 和 OS。亚组分析提示，PD-L1 TC ≥ 5% 亚组加用阿替利珠单抗后 PFS 有获益。

3. 铂耐药复发卵巢癌免疫治疗

铂耐药复发卵巢癌（platinum-resistant ovarian cancer, PROC）一直是卵巢癌治疗的难点，目前仍无有效治疗手段。近年来，针对 PROC 进行了一系列免疫治疗探索，包括免疫单药和免疫联合治疗。总体而言，免疫单药治疗 PROC 的客观有效率为 8%～22%，结果不尽如人意。因此，目前主要开展的是免疫联合治疗 PROC 的临床研究，包括免疫联合化疗和免疫联合 PARP 抑制剂的双药联合模式，以及免疫、PARP 抑制剂、抗血管生成药物的三药联合模式。

1）单药治疗

（1）KEYNOTE-100 是一项研究帕博利珠单抗治疗复发卵巢癌的 II 期临床研究。该研究共纳入 376 例复发卵巢癌患者（无铂间期 ≥ 3 个月），结果显示 ORR 为 8%，疾病控制率为 37.2%，中位 PFS 为 2.1 个月。值得注意的是，分层分析显示透明细胞癌亚组 ORR 较其他病理亚型有升高的趋势。

（2）NINJA 是一项对比纳武利尤单抗单药和化疗治疗 PROC 的Ⅲ期随机对照临床研究。纳武利尤单抗组纳入 157 例 PROC 患者，化疗组纳入 159 例 PROC 患者。研究结果显示纳武利尤单抗组和化疗组的中位 PFS 分别为 2.0 个月和 3.8 个月，中位 OS 分别为 10.1 个月和 12.1 个月。纳武利尤单抗组的中位 PFS、中位 OS 均未优于化疗组。安全性分析显示纳武利尤单抗组的治疗耐受性好，3～4 级 AE 低于化疗组。

2）免疫联合治疗

（1）TOPACIO 是一项帕博利珠单抗联合尼拉帕利治疗 PROC 的Ⅰ/Ⅱ期单臂临床研究。该研究共纳入 60 例铂耐药复发卵巢癌患者。研究结果显示 ORR 为 18%，DCR 为 65%，中位 PFS 为 3.4 个月。TOPACIO 是首个免疫联合 PARP 抑制剂治疗 PROC 的研究。该研究表明免疫联合 PARP 抑制剂对 PROC 疗效有限，需要探索新的免疫联合治疗模式和预测疗效的标志物。

（2）JAVELIN Ovarian 200 是一项对比阿维鲁单抗单药、聚乙二醇化脂质体阿霉素（pegylated liposome doxorubicin，PLD）、阿维鲁单抗联合 PLD 治疗 PROC 的大样本Ⅲ期随机对照临床研究。研究结果显示阿维鲁单抗单药组或联合组 PFS、OS 均不优于单纯化疗组。亚组分析显示联合治疗在肿瘤组织中同时存在 PD-L1 阳性和 CD8[+] T 细胞的患者，PFS 和 OS 有一定获益。该研究表明免疫联合化疗在 PROC 中疗效有限。

（3）GINECO BOLD 是一项研究奥拉帕利联合度伐利尤单抗和贝伐珠单抗治疗复发卵巢癌的Ⅱ期临床研究。该研究分为铂敏感复发（platinum-sensitive recurrence，PSR）、铂耐药复发（platinum-resistant recurrence，PRR）两组，分别纳入 40 例和 23 例患者。PSR、PRR 组的 ORR 分别为 37% 和 28%，中位 PFS 分别为 4.9 个月和 4.1 个月，中位 OS 分别为 18.5 个月和 18.8 个月。三药联合在 PROC 中显示了一定的疗效。

4. 铂敏感复发卵巢癌免疫治疗

MEDIOLA 是一项研究奥拉帕利联合度伐利尤单抗 ± 贝伐珠单抗治疗非胚系 *BRCA* 突变铂敏感复发卵巢癌的Ⅱ期临床研究。该研究分为奥拉帕利＋度伐利尤单抗双药组（32 例）和奥拉帕利＋度伐利尤单抗＋贝伐珠单抗三药组（31 例），两组的 ORR 分别为 34.4% 和 87.1%，中位 PFS 分别为 5.5 个月和 14.7 个月。该研究提示免疫三药联合较双药联合有更好的疗效。

三、小结

免疫联合治疗的临床研究已贯穿卵巢癌的全程治疗。帕博利珠单抗已被 NCCN、CSCO 发布的相关指南推荐用于 MSI-H/dMMR/TMB ≥ 10 突变 /Mb 复发卵巢癌患者的治疗。联合治疗是卵巢癌免疫治疗的发展趋势。目前免疫检查点抑制剂用于卵巢癌新辅助治疗及一线治疗的研究均得到阴性结果。同时，免疫检查点抑制剂、抗血管生成药物、PARP 抑制剂三药联合较两药联合展现出更优的疗效。其他免疫治疗如肿瘤疫苗治疗卵巢癌已经初露曙光。未来还需进一步探索新的免疫治疗方式及免疫疗效预测指标，为卵巢癌患者带来更多生存获益。

（姜瑶　李贵玲）

参考文献

[1]WEBB J R, MILNE K, KROEGER D R, et al. PD-L1 expression is associated with tumor-infiltrating T cells and favorable prognosis in high-grade serous ovarian cancer[J].Gynecologic Oncology,2016,141(2): 293-302.

[2]SATO E, OLSON S H, AHN J,et al. Intraepithelial CD8⁺ tumor-infiltrating lymphocytes and a high CD8⁺/regulatory T cell ratio are associated with favorable prognosis in ovarian cancer[J].Proceedings of the National Academy of Sciences USA,2005,102(51): 18538-18543.

[3]QIAN F, LIAO J, VILLELLA J,et al.Effects of 1-methyltryptophan stereoisomers on IDO2 enzyme activity and IDO2-mediated arrest of human T cell proliferation[J].Cancer Immunology Immunotherapy,2012,61(11): 2013-2020.

[4]MATSUZAKI J, GNJATIC S, MHAWECH-FAUCEGLIA P,et al. Tumor-infiltrating NY-ESO-1-specific CD8⁺ T cells are negatively regulated by LAG-3 and PD-1 in human ovarian cancer[J].Proceedings of the National Academy of Sciences USA,2010,107(17): 7875-7880.

[5]HUANG R Y, EPPOLITO C, LELE S,et al.LAG3 and PD1 co-inhibitory molecules collaborate to limit CD8⁺ T cell signaling and dampen antitumor immunity in a murine ovarian cancer model[J].Oncotarget,2015,6(29): 27359-27377.

[6]ODUNSI K, QIAN F, MATSUZAKI J,et al.Vaccination with an NY-ESO-1 peptide of HLA class Ⅰ/Ⅱ specificities induces integrated humoral and T cell responses in ovarian cancer[J].Proceedings of the National Academy of Sciences USA,2007,104(31): 12837-12842.

[7]BROWN J S, SUNDAR R, LOPEZ J. Combining DNA damaging therapeutics with immunotherapy: more haste, less speed[J].British Journal of Cancer,2018,118(3): 312-324.

[8]MONK B J, COLOMBO N, OZA A M,et al.Chemotherapy with or without avelumab followed by avelumab maintenance versus chemotherapy alone in patients with previously untreated epithelial ovarian cancer (JAVELIN Ovarian 100): an open-label, randomised, phase 3 trial[J].Lancet Oncology,2021,22(9): 1275-1289.

[9]MATULONIS U A, SHAPIRA-FROMMER R, SANTIN A D,et al.Antitumor activity and safety of pembrolizumab in patients with advanced recurrent ovarian cancer: results from the phase Ⅱ KEYNOTE-100 study[J].Annals of Oncology,2019,30(7): 1080-1087.

[10]HAMANISHI J, TAKESHIMA N, KATSUMATA N,et al. Nivolumab versus gemcitabine or pegylated liposomal doxorubicin for patients with platinum-resistant ovarian cancer: open-label, randomized trial in Japan (NINJA)[J].Journal of Clinical Oncology,2021,39(33): 3671-3681.

[11]KONSTANTINOPOULOS P A, WAGGONER S, VIDAL G A,et al.Single-arm phases 1 and 2 trial of niraparib in combination with pembrolizumab in patients with recurrent platinum-resistant ovarian carcinoma[J]. JAMA Oncology, 2019,5(8): 1141-1149.

[12]PUJADE-LAURAINE E, FUJIWARA K, LEDERMANN J A,et al. Avelumab alone or in combination with chemotherapy versus chemotherapy alone in platinum-resistant or platinum-refractory ovarian cancer (JAVELIN Ovarian 200): an open-label, three-arm, randomised, phase 3 study[J].Lancet Oncology,2021. 22(7): 1034-1046.

[13]CIBULA D, ROB L, MALLMANN P,et al.Dendritic cell-based immunotherapy (DCVAC/OvCa) combined with second-line chemotherapy in platinum-sensitive ovarian cancer (SOV02): a randomized, open-label, phase 2 trial[J].Gynecologic Oncology,2021,162(3): 652-660.

第十二章　皮肤恶性肿瘤免疫治疗规范

第一节　恶性黑色素瘤免疫治疗规范

一、概述

黑色素瘤是一种起源于黑素细胞的恶性肿瘤，恶性程度高，易转移，预后差。按发病部位可以分为皮肤、肢端、黏膜、脉络膜、脑膜等不同来源，其基因突变特征、生物学行为、治疗策略和预后不尽相同。其中皮肤黑色素瘤属于免疫治疗优势亚型。皮肤黑色素瘤分为慢性日光损伤型、非慢性日光损伤型两种类型。慢性日光损伤型常发生在头颈部和四肢等暴露较多部位，高倍镜下可观察到慢性日光损伤小体，是紫外线导致细胞 DNA 的高频损伤，该类型 TMB 明显高于其他类型，对免疫治疗应答率高；非慢性日光损伤型黑色素瘤常发生在非暴露区域皮肤，缺乏慢性日光损伤小体，主要驱动基因 *BRAFV600* 的突变率约 56%，高于其他类型，但 TMB 略低于慢性日光损伤型。

从 20 世纪 80 年代确认 IFNα-2b 可以通过增强免疫系统抗肿瘤效应来减少黑色素瘤术后复发开始，黑色素瘤成为各种免疫治疗药物和治疗方式的探索先锋。1994 年，TIL 应用于黑色素瘤，细胞因子 IFNα-2b 和 IL-2 分别于 1995 年和 1998 年被 FDA 批准用于高危黑色素瘤术后辅助治疗和转移性黑色素瘤的治疗，首个免疫检查点抑制剂伊匹木单抗 2011 年被 FDA 批准用于不可切除的转移性黑色素瘤，最早上市的两个 PD-1 单抗帕博利珠单抗和纳武利尤单抗均于 2014 年获批晚期黑色素瘤的适应证，PD-1 单抗和 CTLA-4 单抗的联合疗法最早于 2015 年获批晚期黑色素瘤的适应证。在中国，首个上市的国产 PD-1 单抗特瑞普利单抗于 2018 年获批晚期黑色素瘤二线治疗的适应证。

目前，除了 CAR-T、TCR-T 等治疗方式在黑色素瘤已显示较好疗效外，黑色素瘤的免疫治疗正从单一疗法发展到各种方式的联合治疗，其适应证也不断从晚期前移至辅助治疗和新辅助治疗。

二、恶性黑色素瘤免疫治疗关键研究

1. 晚期黑色素瘤免疫治疗关键研究

（1）KEYNOTE-006 是一项多中心、前瞻、随机对照Ⅲ期研究，旨在对比帕博利珠单抗和伊匹木单抗治疗既往未接受过伊匹木单抗治疗的不可切除Ⅲ期或Ⅳ期黑色素瘤，主要终点为 OS 和 PFS，次要终点为 ORR。结果显示，帕博利珠单抗组（K 组）和伊匹木单抗组（Y 组）的中位 OS 分别为 32.7 个月和 15.9 个月（HR = 0.73，$P = 0.00049$），PFS 分别为 8.4 个月和 3.4 个月（HR = 0.57，$P < 0.0001$），ORR 分别为 42%（235/556）和 17%（46/278）；对于接受免疫治疗作为一线治疗的患者，K 组和 Y 组的中位 OS 分别为 38.7 个月和 17.1 个月（HR = 0.73），中位 PFS 分别为 11.6 个月和 3.7 个月（HR = 0.54）。两组的 AE 没有差异。该研究证实帕博利珠单抗较伊匹木单抗治疗晚期黑色素瘤具有明显优势。

（2）CheckMate067 是一项多中心、前瞻、随机、对照Ⅲ期研究，旨在对比免疫检查点抑制剂单药和联合应用对进展期黑色素瘤的疗效，主要终点为 OS 和 PFS，次要终点为 ORR 和安全性。结果显示，纳武利尤单抗联合伊匹木单抗组、纳武利尤单抗单药组和伊匹木单抗单药组的中位 PFS 分别为 11.5 个月、6.9 个

月和 2.9 个月，中位 OS 分别为尚未达到、36.9 个月和 19.9 个月，ORR 分别为 58%、45% 和 19%；三组任意级别 TRAE 的发生率分别为 96%、86% 和 86%，3～4 级 TRAE 发生率分别为 59%、22% 和 28%。该研究表明双免疫治疗在进展期黑色素瘤中的效果明显优于单药，但同时不良反应明显提升，临床应用时需进行综合评估。

（3）POLARIS-01 是一项在中国开展的多中心、前瞻、单臂 Ⅱ 期研究，旨在评估特瑞普利单抗对既往接受全身系统治疗失败后的不可切除或转移性黑色素瘤患者的疗效及安全性，主要终点为 ORR，次要终点为 DOR、PFS、OS。结果显示，ORR 和 DCR 分别为 17.3% 和 57.5%，中位 PFS 和中位 OS 分别为 3.6 个月和 22.2 个月，TRAE 发生率为 90.6%（116/128），3～4 级 TRAE 发生率 19.5%（25/128）。基于此项研究，特瑞普利单抗于 2018 年 12 月 27 日获得 NMPA 批准用于既往接受全身系统治疗失败的不可切除或转移性黑色素瘤的治疗，成为首个获 NMPA 批准上市的国产原研 PD-1 抑制剂。

2. 黑色素瘤术后辅助免疫治疗关键研究

（1）KEYNOTE-054 是一项多中心、前瞻、随机、对照 Ⅲ 期研究，旨在评估帕博利珠单抗在手术切除、存在高危因素的 Ⅲ 期黑色素瘤患者中的治疗价值，主要终点是无复发生存期（recurrence free survival，RFS）。结果显示，帕博利珠单抗组和安慰剂组的 1 年 RFS 率分别为 75.4%（95% CI：71.3～78.9）和 61.0%（95% CI：56.5～65.1）。基于该研究结果，FDA 于 2019 年 2 月 15 日批准帕博利珠单抗用于 Ⅲ 期黑色素瘤完全切除后的辅助治疗。

（2）CheckMate238 研究是一项多中心、前瞻、随机、对照 Ⅲ 期研究，旨在对比纳武利尤单抗和伊匹木单抗用于 ⅢB/C 期或 Ⅳ 期黑色素瘤完全切除术后的辅助治疗效果，主要终点为 RFS。结果显示，纳武利尤单抗组的 RFS 比伊匹木单抗组提高了 35%（HR = 0.65，$P < 0.0001$），18 个月无复发生存率分别为 66.4%（95% CI：61.8～70.6）和 52.7%（95% CI：47.8～57.4）。基于该研究结果，FDA 于 2017 年 12 月 20 日批准纳武利尤单抗用于 ⅢB/C 期或 Ⅳ 期黑色素瘤完全切除术后的辅助治疗。

三、小结

黑色素瘤虽然是罕见瘤种，但因为皮肤黑色素瘤具有高 TMB 的特征而备受免疫治疗的青睐，素来是实体瘤免疫治疗的风向标，新的免疫治疗药物和治疗方式的探索几乎都以黑色素瘤作为试金石，再扩展到其他瘤种开展更大规模的临床研究，因此，其对推动肿瘤的免疫治疗进步具有重要意义。

PD-1 单抗是皮肤恶性黑色素瘤目前最主要的治疗策略，但原发耐药比例仍高达 60%～70%，PD-L1 的表达水平和疗效不完全相关，如何甄选 PD-1 单抗的获益人群以及 PD-1 单抗耐药后的治疗选择，是目前黑色素瘤免疫治疗的热点和难点。

针对以上问题，黑色素瘤的免疫治疗研究正聚焦在肿瘤的分子特征和免疫微环境方面，PD-1 单抗与其他免疫检查点抑制剂（CTLA-4 单抗、TIM-3 单抗、LAG-3 单抗、BTLA 单抗）、免疫激动剂（TLR-9 激动剂、ICOS 激动剂、CD40 激动剂、CD122 偏向激动剂）、免疫微环境调节剂（IDO1 抑制剂）、细胞治疗（TIL、CAR-T、TCR-T）、多靶点 TKI、溶瘤病毒、化疗、放疗等的联合治疗也正开展越来越多的临床研究。联合治疗即将成为黑色素瘤免疫治疗的主流，同时免疫治疗由晚期向辅助治疗、新辅助治疗不断前移，使更多早期患者治愈不复发及使晚期患者持久获益是未来黑色素瘤免疫治疗的主要发展方向。

（叶挺 陈静）

第二节　非黑色素瘤皮肤恶性肿瘤免疫治疗规范

一、概述

非黑色素瘤皮肤恶性肿瘤包括基底细胞癌、皮肤鳞状细胞癌（cutaneous squamous cell carcinoma，cSCC）和梅克尔细胞癌（Merkel cell carcinoma，MCC）等多种类型。基底细胞癌最为常见，但临床发展缓慢，极少转移，一般局部治疗即可治愈。cSCC 和 MCC 容易发生复发/转移，需要系统治疗，本节仅讨论这两者。

cSCC 是第二常见的非黑色素瘤皮肤恶性肿瘤，起源于表皮或附属器的角质形成细胞，大多数患者因为皮肤长期受到紫外线的损害，具有较高的 TMB，继而导致肿瘤新抗原表达增加。

MCC 是原发于皮肤的罕见恶性肿瘤，易出现淋巴结和远处转移，预后极差，区域淋巴结转移和远处转移患者的 5 年 OS 率分别为 35.4% 和 13.5%。约 80%MCC 患者的肿瘤细胞中存在致癌性梅克尔细胞多瘤病毒（MCPyV），MCPyV 可产生大量 T 抗原；MCPyV 阴性患者也可能因紫外线照射产生较高的 TMB 和新抗原。还有研究发现，超过 50% 的 MCC 患者肿瘤细胞表面表达 PD-L1，而 TIL 和循环 MCPyV 特异性 T 细胞表达 PD-1。

局限期 cSCC 以手术等局部治疗为主，尚无研究显示免疫治疗在辅助或者新辅助治疗中获益。局部晚期或复发/转移性 cSCC 患者如无根治性手术或放疗机会，则优先推荐西米普利单抗或者帕博利珠单抗单药治疗。临床研究显示西米普利单抗和帕博利珠单抗均有较高的疾病控制率（61.8%～64.8%）和持久获益率（近 60% 患者持续缓解时间超过 6 个月），现二者已被 FDA 批准用于局部晚期或复发/转移性 cSCC 的治疗。除此之外，还有一些小样本报道纳武利尤单抗和伊匹木单抗在复发/转移性 cSCC 患者中有一定疗效，但缺乏高级别临床研究证实。

局限期 MCC 同样以手术和放疗等局部治疗为主。辅助治疗目前不推荐免疫治疗，但已有对比 MCC 术后予以观察或伊匹木单抗免疫治疗效果的 Ⅱ 期临床研究正在进行。

对仅有淋巴结转移、有潜在手术机会的 MCC，NCCN 发布的相关指南推荐可考虑予以纳武利尤单抗或以铂类为基础的化疗作为新辅助治疗。

局部晚期或复发/转移性 MCC 如无根治性手术或放疗机会，免疫治疗已取代化疗成为系统治疗的优先推荐。相较于细胞毒性药物化疗的平均疾病控制时间 3 个月，免疫治疗的持续缓解时间可长达近 3 年，且临床研究发现 PD-L1 单抗一线治疗的 ORR 要高于二线治疗。除 NCCN 发布的相关指南已推荐阿维鲁单抗、帕博利珠单抗和纳武利尤单抗作为局部晚期或复发/转移性 MCC 的治疗首选外，PD-1 单抗联合 CTLA-4 单抗或 LAG-3 抑制剂、过继性 T 细胞转移、瘤内注射干扰素、DNA 电穿孔导入 IL-12 和 Toll 样受体 4 激动剂等新型免疫制剂和疗法也正在开展临床研究。

二、非黑色素瘤皮肤恶性肿瘤免疫治疗关键研究

1. 局部进展期或晚期 cSCC 免疫治疗关键研究

（1）R2810-ONC-1423 是一项多中心、前瞻、单臂 Ⅰ 期研究，旨在探索西米普利单抗在晚期实体瘤患者中的安全性及毒副作用。主要终点为药物 AE 发生率并确认药物安全耐受剂量，次要终点为 ORR、PFS 和 OS。研究共纳入 26 例局部晚期、转移性 cSCC，结果显示，药物安全性耐受性良好，研究者评估的 ORR

为 46.2%（12/26），其中包含 2 例 CR，中位随访时间为 6.9 个月，PFS 和 OS 均尚未达到。基于该研究结果，FDA 授予西米普利单抗治疗成人转移性、局部晚期和无法手术的 cSCC 突破性疗法认定。

（2）R2810-ONC-1540 是在 R2810-ONC-1423 研究基础上开展的多中心、前瞻、单臂 Ⅱ 期临床研究，旨在评估西米普利单抗对局部晚期或转移性 cSCC 的疗效，主要终点为 ORR，次要终点为 PFS 和 OS。研究共纳入 59 例患者，结果显示，ORR 为 46.1%（4 例 CR，24 例 PR），PFS 为 18.4 个月，中位 OS 未达到，24 个月时 OS 率为 73.3%。亚组分析显示局部晚期和远处转移患者的疗效相似，ORR 分别为 44.9% 和 42.9%。目前该药已获得 FDA 和 EMA 批准用于局部晚期或转移性 cSCC 的治疗，但在中国还未获批。

（3）KEYNOTE-629 是一项多中心、多队列、前瞻、单臂 Ⅱ 期研究，旨在探索帕博利珠单抗在局部晚期或复发 / 转移性 cSCC 患者中的疗效，主要终点为 ORR，次要终点包括 DOR、DCR、PFS、OS 及安全性。研究共纳入 159 例 cSCC 患者，分为局部晚期（LA，54 例）和复发 / 转移性（R/M，105 例）两组。结果显示，LA 组和 R/M 组的 ORR 分别为 50.0% 和 35.2%，中位 DOR 均未达到，DCR 分别为 64.8% 和 52.4%，中位 PFS 分别为未达到和 5.7 个月，12 个月 PFS 率分别为 54.5% 和 36.4%，中位 OS 分别为未达到和 23.8 个月，12 个月 OS 率分别为 73.6% 和 61%。治疗应答患者中约 69% 的 DOR 达到 6 个月或更长，显示出持久的抗肿瘤活性。安全性方面，所有 3～5 级 TRAE 发生率为 11.9%，3～5 级 irAE 发生率为 8.2%，与帕博利珠单抗单药治疗黑色素瘤或 NSCLC 患者相似。基于该研究结果，FDA 于 2020 年 6 月批准帕博利珠单抗用于复发 / 转移性的 cSCC 患者。

2. 局部进展期或晚期 MCC 免疫治疗关键研究

（1）JAVELIN Merkel 200 是一项国际多中心、前瞻性、单臂 Ⅱ 期临床研究，旨在探索阿维鲁单抗对晚期 MCC 的疗效，主要终点为 ORR，次要终点包括 PFS、OS、安全性和耐受性。纳入的患者分为两组：一组为化疗后进展的晚期 MCC（88 例），总体 ORR 为 33.0%，中位 PFS 和中位 OS 分别为 2.7 个月和 12.6 个月；另一组为初治的晚期 MCC 患者（116 例），总体 ORR 为 39.7%，中位 PFS 和中位 OS 分别为 4.1 个月和 20.3 个月。分层因素分析显示 MCPyV 和 PD-L1 表达状态与治疗反应无显著相关。历史数据显示晚期 MCC 接受化疗的疾病缓解持续时间一般为 2～9 个月，经阿维鲁单抗治疗的疾病缓解持续时间显著提升，中位持续缓解时间可达 40.5 个月。基于该研究结果，阿维鲁单抗于 2017 年 3 月成为首个获 FDA 批准用于晚期 MCC 治疗的免疫治疗药物。

（2）KEYNOTE-017 是一项多中心、前瞻、单臂、Ⅱ 期研究，旨在评估帕博利珠单抗对既往未接受过系统治疗的局部进展期或晚期 MCC 患者的疗效，主要终点为 ORR，次要终点为 PFS 和 OS。结果显示，ORR 为 58%，中位 PFS 为 16.8 个月，3 年 PFS 率为 39.1%，中位 OS 未达到，总体患者 3 年 OS 率为 59.4%，应答患者的 3 年 OS 率达 89.5%。分层因素分析同样显示 MCPyV 和 PD-L1 表达状态与治疗反应无显著相关。基于该研究结果，帕博利珠单抗于 2018 年 12 月成为第 2 个被 FDA 批准用于治疗局部进展期或晚期 MCC 的免疫治疗药物。

3. MCC 新辅助免疫治疗关键研究

CheckMate 358 是一项多中心、前瞻、Ⅰ / Ⅱ 期研究，旨在探索纳武利尤单抗治疗病毒相关性肿瘤的有效性和安全性。其中 MCC 队列纳入了 39 名可切除的 MCC 患者，每 2 周给予 240mg 纳武利尤单抗作为新辅助治疗，治疗 2 次后行手术治疗，主要终点为肿瘤退缩情况。在 36 例手术患者中，47.2% 达到了病理完全缓解，其中有 33 例可进行影像评估，显示 54.5% 患者术前肿瘤缩小程度大于 30%。与 JAVELIN Merkel 200 和 KEYNOTE-017 两项研究结果一致，分层因素分析显示 MCPyV 和 PD-L1 表达状态与治疗反应无显著相关。基于该研究结果，NCCN 发布的相关指南推荐纳武利尤单抗用于仅有淋巴结转移 MCC 患者的新辅助治疗。

三、小结

相较于传统化疗存在的治疗敏感性低、毒副作用较大、疗效不持久等问题，cSCC 和 MCC 的免疫治疗呈现出高效、低毒、缓解持续时间长等特点，成为系统治疗更优选的推荐，彻底改变了 cSCC 和 MCC 的治疗格局。但临床上仍有一部分患者出现原发或继发耐药，因此需关注如何筛选免疫治疗有效人群，延缓耐药发生及耐药后的治疗选择。

目前免疫治疗在 cSCC 和 MCC 中主要用于局部晚期及转移性患者，且为单药使用，因此新的治疗药物和联合治疗将是未来免疫治疗的突破点，比如基于 MCPyV 在 MCC 中的驱动作用，涉及抗 MCPyV 抗原基因修饰的 CAR-T 细胞治疗也是研究的热点。基于放疗是局限期高危 cSCC 和 MCC 患者的标准治疗，免疫联合放疗的疗效也值得进一步探索。

（范丽　陈静）

第三篇

肿瘤免疫治疗应用与实践
——典型病例分析

第十三章　免疫单药治疗病例分析

病例一　复发／难治性非霍奇金淋巴瘤多线治疗病例分析

一、病史

患者，男，69岁，因"确诊非霍奇金淋巴瘤12个月"入院。

患者于2020年1月因右上腹疼痛不适来华中科技大学同济医学院附属协和医院（以下简称"我院"）就诊。超声检查发现肝脏占位。肝脏MRI示肝脏多发异常信号，腹膜后及右隔顶、肝胰间隙多发淋巴结转移。胸部CT报告纵隔及腹膜后多发肿大淋巴结，肝脏多发结节灶，考虑转移性病变。行超声引导下肝脏穿刺活检，病理示（肝脏）非霍奇金淋巴结，B细胞性，考虑为弥漫大B细胞淋巴瘤，非GCB型。免疫组化：PCK（－），CK19（－），CK7（－），肝细胞（－），GLypican-3（－），Syn（－），CD56（－），CD3（－），CD20（＋），CD30（部分＋），CD15（－），CD10（－），ALK（－），CD21（－），BD-2（＋），BCL-6（＋），MUm-1（＋），Ki67（约40%）。EBER（－）。基因检查：非双打击型。完善锁骨上区、颈部、腹股沟超声未见明显异常，鼻咽镜未见异常。骨髓活检未见异常。初诊未行PET/CT检查。确诊后行利妥昔单抗靶向治疗联合环磷酰胺＋多柔比星＋长春新碱＋泼尼松化疗方案6个周期。6个周期后PET/CT疗效评价为CR。第6周化疗后患者出现Ⅳ度骨髓抑制、恶心、呕吐剧烈，拒绝继续化疗，后行利妥昔单抗维持治疗。

既往无特殊病史，无家族遗传史，无药物过敏史。吸烟史20年，20支/d。无饮酒史。

体格检查：生命体征平稳，意识清楚，KPS评分80分，左侧锁骨上区有1.5cm×1.2cm淋巴结。心、肺、腹、神经系统检查均未见异常。

二、诊断与治疗

诊断：弥漫大B细胞淋巴瘤Ⅳ期A组，IPI评分4分，非GCB型，累及双肺、肝脏、颈部淋巴结、纵隔淋巴结、腹膜后淋巴结。

分析：依据《中国临床肿瘤学会（CSCO）淋巴瘤诊疗指南》，弥漫大B细胞淋巴瘤是否为GCB型，是否有*MYC*、*BCL2*和*BCL6*重排是患者预后的重要因素。根据患者年龄及IPI评分的不同，预后不同，治疗方式及强度稍有差别。该患者为非GCB型，非双打击型，IPI评分4分，属于复发风险较高的高危层，建议行8个周期利妥昔单抗靶向治疗联合6～8个周期环磷酰胺＋多柔比星＋长春新碱＋泼尼松化疗。该患者在6个周期的化疗后出现明显化疗副作用，如骨髓抑制、恶性、呕吐、乏力等症状，拒绝继续化疗，后行利妥昔单抗维持治疗。疗效评价为CR。化疗前大肿块（≥7.5cm）或结外器官受侵、化疗后未达CR是放疗适应证。该患者化疗后达CR，未见残留病灶，且患者起病全身多处累及，故未行放疗。自体造血干细胞抑制可作为一线治疗应用于高危患者，但仍需要进一步试验。少数60～80岁患者可采用来那度胺维持治疗。对于初次、再次复发进展的弥漫大B细胞淋巴瘤符合移植条件者均建议行自体造血干细胞移植。另外，如有条件，推荐行CAR-T细胞治疗，少数案例报道临床缓解率达72%～83%。对于复发／难治性原发纵隔大B细胞淋巴瘤除按照上述方案，可考虑行抗PD-1单抗治疗，帕博利珠单抗有效率在48%，其中CR患者为33%。信迪利单抗、替雷利珠单抗也取得类似结果。另外，来那度胺、伊布替尼等药物也可用于后线治疗。

治疗：该患者一线治疗后复发出现进展，一般建议化疗后行骨髓移植，但患者年龄较大，化疗后副作用大，十分恐惧化疗，拒绝继续行化疗及骨髓移植。遵循肿瘤个体化治疗原则，给予患者信迪利单抗单药免疫治疗。用药 2 个周期后患者肿瘤明显缩小，多周期后达到 CR 状态，后续维持信迪利单抗单药免疫治疗。患者治疗前后的影像学图像对比见图 13-1。

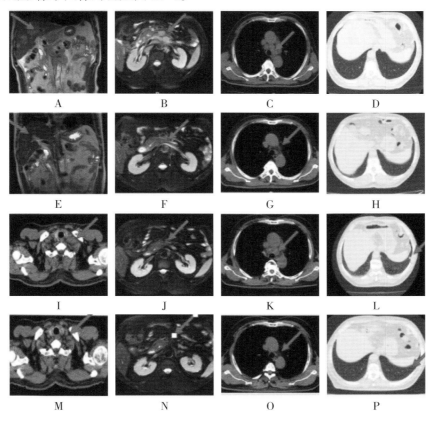

图13-1　患者治疗前后影像学图像

A～D 为初诊时图像，A 为上腹部 MRI 冠状位像，箭头示肝脏病灶；B 为上腹部 MRI 轴位像，箭头示腹膜肿大淋巴结；C 为胸部 CT 纵隔窗，箭头示纵隔肿大淋巴结；D 为胸部 CT 肺窗，示左下肺无病灶。E～H 为靶向治疗联合化疗后图像，E 为上腹部 MRI 冠状位像，箭头示原肝脏病灶消退；F 为上腹部 MRI 轴位像，箭头示原腹膜肿大淋巴结消退；G 为胸部 CT 纵隔窗，箭头示原纵隔肿大淋巴结消退；H 为胸部 CT 肺窗，示左下肺无病灶。I～L 为复发时图像，I 为胸部 CT 纵隔窗，箭头示左锁骨上区新发肿大淋巴结；J 为上腹部 MRI 轴位像，箭头示原消退的腹膜肿大淋巴结再次增大；K 为胸部 CT 纵隔窗，箭头示原消退的纵隔肿大淋巴结再次增大；L 为胸部 CT 肺窗，箭头示左下肺出现新发转移病灶。M～P 为免疫单药治疗后图像，M 为胸部 CT 纵隔窗，箭头示左锁骨上区新发肿大淋巴结消退；N 为上腹部 MRI 轴位像，箭头示复发的腹膜淋巴结消退；O 为胸部 CT 纵隔窗，箭头示复发的纵隔肿大淋巴结消退；P 为胸部 CT 肺窗，箭头示左下肺新发转移病灶消退

三、小结与体会

弥漫大 B 细胞淋巴瘤的标准二线治疗方案仍然是化疗及自体造血干细胞移植，但常规治疗血液毒性大，恶心、呕吐、乏力等副作用大。免疫治疗在淋巴瘤治疗中逐渐发挥作用。CAR-T 细胞治疗在淋巴瘤二线治疗中效果优异，但是价格昂贵。PD-1 单抗免疫治疗在部分分型淋巴瘤二线治疗中取得良好效果。

因此对于一些超高龄、不愿意接受化疗和骨髓移植以及多线治疗后的淋巴瘤患者，使用免疫治疗依然能使部分患者获益，取得不错的治疗效果。

（蔡君）

参考文献

[1]GREEN T M, YOUNG K H, VISCO C,et al. Immunohistochemical double-hit score is a strong predictor of outcome in patients with diffuse large B-cell lymphoma treated with rituximab plus cyclophosphamide, doxorubicin, vincristine, and prednisone[J].Journal of Clinical Oncology, 2012, 30(28):3460-3467.

[2]PFREUNDSCHUH M, KUHNT E, TRÜMPER L,et al. CHOP-like chemotherapy with or without rituximab in young patients with good-prognosis diffuse large-B-cell lymphoma: 6-year results of an open-label randomised study of the MabThera International Trial (MInT) Group[J].Elsevier,2011,12: 984-985.

[3]HELD G, MURAWSKI N, ZIEPERT M,et al.Role of radiotherapy to bulky disease in elderly patients with aggressive B-cell lymphoma[J].Journal of Clinical Oncology,2014, 32(11):1112-1118.

[4]TAO R, FAN L, SONG Y,et al.Sintilimab for relapsed/refractory (r/r) extranodal NK/T-cell lymphoma (ENKTL): A multicenter, single-arm, phase 2 trial (ORIENT-4)[J].Journal of Clinical Oncology, 2019,37:7504.

[5]KWONG Y L, CHAN T S Y, TAN D,et al.PD1 blockade with pembrolizumab is highly effective in relapsed or refractory NK/T-cell lymphoma failing l-asparaginase [J].Blood,2017,129: 2437-2442.

[6]LI X, CHENG Y, ZHANG M,et al.Activity of pembrolizumab in relapsed/refractory NK/T-cell lymphoma[J].Journal of Hematology & Oncology, 2018,11: 15.

病例二　黑色素瘤辅助免疫治疗病例分析

一、病史

患者，女，58岁，因"右手无名指出现黑色斑块1年多"入院。

患者自述1年多前右手无名指指甲下出现黑色斑块，伴瘙痒不适，未予重视，后斑块逐渐增大，症状加重，出现渗液、流脓，于武汉市新洲区人民医院行手术治疗后，症状逐渐好转，皮损愈合。2020年10月，患者右手无名指再次出现黑色斑块，伴渗液、流脓，前往当地医院就诊，给予外用药物治疗，患者皮损经久不愈。

既往有高血压病史，无家族遗传史，无药物过敏史。否认吸烟及饮酒史。

专科检查：右手无名指甲板脱落，可见不规则黑褐色隆起斑块，伴溃疡、结痂。

辅助检查：2021-06-29我院皮肤镜检查提示镜下见甲板毁损，大量褐色角化物，溃疡面，红白色结构区，黑褐色污斑，边缘呈褐色皮嵴平行模式，形态不对称，颜色不均匀。诊断结果：结合临床图像，不排除恶性黑色素瘤改变，建议行病理学检查。

病理检查：（右手无名指）恶性黑色素瘤，（右腋窝）淋巴结（1/1枚）查见肿瘤转移。

二、诊断与治疗

诊断：恶性黑色素瘤 T3aN3aM0 ⅢC 期。

分析：依据《中国临床肿瘤学会（CSCO）黑色素瘤诊疗指南》，ⅢC 期并且淋巴结存在临床或影像学体转移者，推荐行原发病灶扩大切除＋区域淋巴结清扫治疗。然而中国患者的原发病灶 Breslow 平均浸润深度较厚，故前哨淋巴结的阳性率及清扫后非前哨淋巴结的阳性率都较高，为 28%～30%。故对于中国患者前哨淋巴结阳性后是否可以摒弃区域淋巴结清扫尚存在争议，特别是对于 Breslow 浸润深度厚和存在溃疡的患者，临床应谨慎处理。

目前黑素瘤术后辅助治疗主要是辅助免疫治疗、辅助靶向治疗、辅助免疫联合靶向治疗、辅助放疗、辅助生物治疗（辅助干扰素治疗）。在出现免疫联合靶向治疗之前，干扰素是唯一获批用于黑色素瘤患者的辅助药物。有研究显示，高剂量 IFN-α2b 辅助治疗ⅡB/ Ⅲ期黑色素瘤患者具有 RFS 和 OS 获益。此外，聚乙二醇化干扰素（PEG-IFN）治疗也可提高的患者的 7 年 RFS（39.1% vs. 34.6%），但对 OS 无影响。PEG-IFN 于 2011 年获得 FDA 批准。然而，由于副作用的问题，IFN-α2b 和 PEG-IFN 逐渐被免疫治疗所取代。对于辅助放疗，有随机对照试验表明转移淋巴结的放疗能降低高危黑色素瘤患者淋巴结转移复发率，但对 RFE 和 OS 无影响。目前已经有多项研究证实了免疫检查点抑制剂和 BRAF/MEK 抑制剂用于黑素瘤辅助治疗，对高危黑素瘤患者的长期生存率有较显著的改善。ⅢC 患者的 Ⅰ级专家推荐治疗方法为 PD-1 单抗 1 年（Ⅰ类证据），Ⅲ期携带 *BRAF V600* 突变患者为 BRAF 抑制剂＋ MEK 抑制剂（Ⅰ类证据）或观察或临床试验。

治疗：经我院多学科（皮肤科、内分泌科、甲状腺乳腺外科）会诊，结合已有影像学及病理检查结果，考虑本病例需行淋巴结清扫，依循证医学证据建议行手术治疗＋辅助治疗。2021-07-21 行体表肿瘤切除术（右手无名指）＋上肢截肢术（右手无名指）＋筋膜皮下瓣术（右手无名指）＋腋窝淋巴结活组织检查（右侧）。术后病理检查：（右手无名指）肢端黑色素瘤（垂直生长期）；Breslow 浸润深度＜ 0.4cm（Pt3a）；无表皮溃疡形成；肿瘤侵及真皮网状层（Clark 分级：Ⅳ级）；核分裂计数 0～1 个 /10HPF。脉管及神经侵犯：未检出。淋巴细胞反应：有且活跃。切缘：皮肤手术切缘及骨质切缘切片上未见肿瘤累及；（右腋窝）淋巴结（1/1 枚）查见肿瘤转移（转移灶多灶分布，镜下测量转移灶最大径 5.5mm）。免疫组化染色示肿瘤细胞：S100（部分＋），HMB45（＋），MelanA（部分＋），Ki67（＜ 5%），LCA（－），Cyclin D1（－）。*NARS*、*BRAF* 基因突变检测结果为阴性，另有 *C-KIT* 基因检测结果为阴性。2021-08-06 行腋窝淋巴结清扫术（右侧）。术后病检：右侧腋窝淋巴结清扫后组织检出淋巴结 23 枚，其中 4 枚见肿瘤组织转移。镜下见肿瘤组织在转移淋巴结内呈多灶分布。

最终该患者选择特瑞普利单抗辅助治疗，目前患者控制尚可。

三、小结与体会

恶性黑色素瘤 T3aN3aM0 ⅢC 期首选手术治疗＋辅助单药免疫治疗。对术后Ⅲ期或Ⅳ期黑色素瘤患者进行辅助治疗时，不仅应考虑疗效，还应考虑副作用、成本、给药途径和患者病史。在寻找证据的同时，关注患者的治疗效果。

（李军）

参考文献

[1]EGGERMONT A M, SUCIU S, SANTINAMI M, et al. Adjuvant therapy with pegylated interferon alfa-

2b versus observation alone in resected stage Ⅲ melanoma: final results of EORTC 18991, a randomised phase Ⅲ trial[J].The Lancet,2008,372(9633):117-126.

[2]EGGERMONT A M M, SUCIU S, TESTORI A,et al.Long-term results of the randomized phase Ⅲ trial EORTC 18991 of adjuvant therapy with pegylated interferon alfa-2b versus observation in resected stage Ⅲ melanoma[J].Journal of Clinical Oncology, 2012, 30(31):3810-3818.

[3]BURMEISTER B H, HENDERSON M A, AINSLIE J, et al. Adjuvant radiotherapy versus observation alone for patients at risk of lymph-node field relapse after therapeutic lymphadenectomy for melanoma: a randomised trial[J].Lancet Oncology,2012,13(6):589-597.

[4]TANG B, CHI Z, CHEN Y, et al. Safety, efficacy, and biomarker analysis of toripalimab in previously treated advanced melanoma: results of the POLARIS-01 multicenter phase Ⅱ trial[J].Clinical Cancer Research,2020,26(16):4250-4259.

[5]SHENG X, YAN X, CHI Z, et al. Axitinib in combination with toripalimab, a humanized immunoglobulin G4 monoclonal antibody against programmed cell death-1, in patients with metastatic mucosal melanoma: an open-label phase Ⅰ B Trial[J].Journal of Clinical Oncology,2019,37(32):2987-2999.

病例三　晚期尿路上皮癌免疫治疗病例分析

一、病史

患者，女，65 岁，因"输尿管尿路上皮癌术后放化疗后半年"入院。

患者于 2019 年 10 月因"排尿困难，血尿 1 周"至外院就诊。泌尿系统 CT 提示右侧输尿管上－中段交界区增粗，壁增厚，伴右肾及输尿管积水。2019-10-24 行经尿道右侧输尿管镜活检，病理提示（右侧输尿管）浸润性癌,符合高级别浸润性尿路上皮癌（倾向于差分化亚型或浆细胞样亚型）。2019-10-31 行腹腔镜下右肾、输尿管切除术＋腹膜后肿瘤切除术＋右肾周围粘连松解术。术后病检提示：①（右输尿管）低分化浸润性尿路上皮癌，侵及输尿管全层，脉管内见癌栓，未见神经侵犯，免疫组化示 CK7（＋）、GATA-3（＋）、CK20（－）、CD44V6（＋）、P53（部分＋）、Ki67（70%）；②（右侧）输尿管手术切缘未见癌累及；③（右侧）肾脏及肾周组织未见癌；④（腹膜后结节及所检游离结节）镜下为低分化浸润性尿路上皮癌组织。术后病理分期：pT4N2M0 Ⅳ期。术后未行肿瘤专科治疗。患者由于 2020 年 9 月底无明显诱因出现右下腹疼痛不适，逐渐加重。2020-10-30 于外院行腹盆腔增强 CT，示腹膜后占位并侵犯邻近血管，考虑转移瘤。诊断为尿路上皮癌术后复发。2020-11-13 开始行 2 个周期的吉西他滨联合顺铂方案化疗，因患者化疗耐受性差，于 2021-01-22 开始行腹膜后肿块放疗（46Gy/23F），局部加量（12Gy/2F），后定期复查。2021 年 7 月初患者出现上腹部疼痛，复查示降主动脉旁、腹膜后、肠系膜区新发转移灶。

既往史：无特殊病史。

辅助检查：胸腹部 CT 提示腹膜后占位，结合影像学特点，考虑转移的可能性大。

二、诊断与治疗

诊断：右侧输尿管尿路上皮癌晚期（肺、腹腔多发转移）。

分析：依据《中国临床肿瘤学会（CSCO）尿路上皮癌诊疗指南》，对于可耐受顺铂的转移性尿路上皮癌患者，首选吉西他滨联合顺铂的化疗方案作为一线治疗。本病例初次复发后选择吉西他滨联合顺铂作为一线治疗方案，后因不能耐受化疗改用放疗。患者 6 个月后再次出现新发病灶，此时已面临二线治疗的选择。化疗和免疫治疗都可作为晚期尿路上皮癌的二线治疗选择。紫杉醇、多西紫杉醇、长春氟宁、白蛋白紫杉醇及培美曲塞用于晚期尿路上皮癌二线治疗都显示了一定的客观有效率，其中白蛋白紫杉醇单药用于晚期尿路上皮癌二线治疗的 Ⅱ 期临床研究证实其客观有效率达 27.2%，中位 PFS 为 6.0 个月。患者于 2021-07-25 行白蛋白紫杉醇化疗 1 个周期，疾病控制不佳。免疫治疗较传统化疗显著改善了晚期尿路上皮癌的二线治疗客观有效率，是晚期尿路上皮癌二线治疗的重要手段。KEYNOTE-045 研究显示与传统化疗对照，帕博利珠单抗能明显改善晚期尿路上皮癌患者的 OS。一项帕博利珠单抗用于不能耐受顺铂的晚期尿路上皮癌一线治疗的 Ⅱ 期单臂临床研究证实，在 PD-L1 高表达人群（CPS ≥ 10）的患者中，客观有效率高达 47.3%，中位 OS 长达 18.5 个月。本病例进一步的 PD-L1 检测结果示：PD-L1 阳性，CPS 评分 60 分，提示本病例属于 PD-L1 高表达人群，预测免疫治疗可能取得良好效果。一项替雷利珠单抗用于 PD-L1 阳性的晚期尿路上皮癌常规治疗失败的人群的研究结果显示其客观有效率为 23.1%。基于该临床数据，NMPA 批准替雷利珠单抗用于治疗含铂治疗失败的局部晚期或转移性 PD-L1 高表达的尿路上皮癌患者。

治疗：本病例于 2021-08-19 至 2021-12-17 改行替雷利珠单抗免疫治疗 6 个周期。复查中发现，降主动脉旁病灶明显缩小，腹膜后及肠系膜区病灶维持稳定。患者免疫治疗前后 CT 图像见图 13-2。

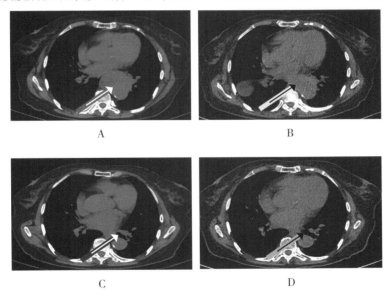

图13-2 患者免疫治疗前后CT图像

A～D 分别为免疫治疗前、免疫治疗 1 个周期、免疫治疗 3 个周期、免疫治疗 6 个周期的 CT 图像，箭头示降主动脉旁病灶

三、小结与体会

晚期尿路上皮癌需进行综合性治疗，在明确诊断和分期的情况下，需要评估患者病灶的范围、病理检查、体格检查等情况，快速给出适合患者的治疗策略。患者一线治疗选择标准的吉西他滨联合顺铂化疗方案。放疗的联合使用明显延长了患者的疾病控制时间。本病例 PD-L1 高表达，提示免疫治疗效果好，患者复发后使用替雷利珠单抗二线治疗取得良好的治疗效果。

（童凡 李俞婷）

参考文献

[1]BELLMUNT J, DE WIT R, VAUGHN D J, et al. Pembrolizumab as second-line therapy for advanced urothelial carcinoma[J].The New England Journal of Medicine,2017,376(11):1015-1026.

[2]KO Y J, CANIL C M, MUKHERJEE S D, et al. Nanoparticle albumin-bound paclitaxel for second-line treatment of metastatic urothelial carcinoma: a single group, multicentre, phase 2 study[J].Lancet Oncology,2013,14(8):769-776.

[3]VUKY J, BALAR AV, CASTELLANO D, et al. Long-term outcomes in KEYNOTE-052: phase Ⅱ study investigating first-line pembrolizumab in cisplatin-ineligible patients with locally advanced or metastatic urothelial cancer[J].Journal of Clinical Oncology,2020,38(23):2658-2666.

第十四章　免疫联合治疗病例分析

病例一　肺癌免疫联合化疗新辅助治疗病例分析

一、病史

患者，男，52 岁，因"反复咳嗽、咳痰 20 年余，发现左肺占位 6d"入院。

患者于 2021 年 7 月中旬因"糖尿病"就诊外院，行胸部 CT 检查。后诉偶尔咳嗽、咳痰，前往我院门诊就诊。

既往史：慢性支气管炎、支气管哮喘病史 40 余年；糖尿病史 15 年余，平时规律使用二甲双胍片、依帕司他片及度拉糖肽注射液皮下注射控制血糖，血糖控制可；痛风病史 10 余年，口服非布司他治疗；否认冠心病、脑卒中、癫痫、肾病、胃病等，否认乙肝、结核等传染病，否认食物、药物过敏史。大量吸烟史，2400 支 / 年；大量饮酒史，饮酒 40 年，平均每天 250ml。

体格检查：生命体征平稳，意识清楚，KPS 评分 80 分，浅表淋巴结未触及明显肿大，心、肺、腹及神经系统检查均未见异常。

辅助检查：2021-07-26 胸部 CT 示左肺上叶近肺门区肿瘤性病变（截面积约为 7.8cm×6.7cm），伴左肺上叶及下叶背段支气管狭窄、局部闭塞，左肺上叶节段性肺不张；纵隔淋巴结增多。肺功能结果：轻度阻塞性通气功能障碍，最大通气量下降。全身骨扫描未见明显异常。颅脑 MRI 示多发性腔隙性脑梗死。血中鳞状细胞癌抗原 2.13ng/ml。

病理结果：2021-07-27 纤维支气管镜检查示左固有上叶新生物。活检病理（左固有上叶支气管活检）示鳞状细胞癌。免疫组化示 TTF-1（－），CK7（－），Napsin-A（－），P63（＋），P40（＋），Ki67（80%）。

二、诊断与治疗

诊断：左肺上叶鳞状细胞癌 cT4N2M0 ⅢB 期。

分析：Ⅲ期 NSCLC 是肺癌中最具异质性的疾病，通常需要联合多种治疗模式。然而，最佳治疗模式和治疗顺序还存在很大争议。它属于局部晚期肺癌，约占所有 NSCLC 的 25%。临床治疗以治愈为目的，为患者最大可能地争取长期生存。但仅约 36% 的患者可以进行手术治疗，剩下的 64% 患者常因肿瘤细胞侵犯淋巴及严重的局部浸润失去手术机会。

治疗：本病例临床分期为ⅢB 期，强烈建议患者行 PET/CT 或者超声支气管镜（EBUS）等检查进一步确认分期。患者及家属治疗意愿迫切，且有强烈的手术倾向。告知可行 PACIFIC 治疗模式，即根治性放化疗后予度伐利尤单抗维持治疗。患者及家属拒绝，经我院多学科（肿瘤科、胸外科、影像科、病理科）会诊，结合已有影像学及病理结果，本病例考虑为临床 N2 单组纵隔淋巴结非巨块型转移（淋巴结短径＜2cm），预期可完全切除。根治性放化疗仍为Ⅰ级推荐，但患者强烈要求争取手术机会。依循证医学证据考虑手术治疗＋新辅助 / 辅助治疗。NSCLC 新辅助治疗中，既往多用化疗或放化疗联合的方法，但其疗效一直存在争议：新辅助化疗的病理完全缓解率为 2%～15%，联合放疗作为新辅助治疗并不能显著提高完全缓解率，放化疗并不优于单独化疗。目前已经有多项研究证实免疫治疗用于可切除 NSCLC 新辅助治疗的效果，该方法可以提高病理缓解，且不影响后续的手术治疗。相较于免疫单药新辅助治疗，免疫联合化疗新辅助治疗有更高的 MPR 率，且新辅助治疗后手术延迟率低，不增加手术难度及围术期风险。

最终该患者选择免疫联合化疗新辅助治疗方式，使用免疫治疗联合白蛋白紫杉醇＋铂类行新辅助治疗，2 个周期后进行疗效评估，判定为 PR。参考目前Ⅲ期注册临床研究，新辅助治疗为 3～4 个周期。该患者共行 3 个周期新辅助治疗后，疗效依然维持在 PR 状态，进一步行 PET/CT 示左肺上叶肿块影，FDG 代谢增高，符合恶性肿瘤表现，远端阻塞性肺炎、肺不张、纵隔、右肺门、肝胃间隙及腹膜后多发非特异性淋巴结。此时患者分期为 ypT2aN0M0 ⅠB 期，成功降期，免疫治疗在新辅助治疗中的效果超出预期。与胸外科探讨后，2021-10-28 在我院全麻下行胸腔镜左胸腔粘连松解＋中转开胸左肺上叶癌根治术，术后予抗感染、镇痛、补液等对症支持治疗。术后病理（新辅助治疗后部分肺叶切除及淋巴结清扫标本）示：①送检（左上）肺叶组织，广泛多处取材，镜下见肺组织内慢性炎性细胞浸润，多灶泡沫样组织细胞聚集，间质出血，肉芽组织增生，多核巨细胞反应，纤维结缔组织增生伴玻璃样变性，血管壁玻璃样及黏液变性，肺泡间隔增宽，吞噬细胞增生，部分肺泡上皮增生，局灶炭末沉着，未见明确癌成分；②支气管切缘未见癌；③支气管周围淋巴结、7 组隆突下淋巴结、9 组肺韧带淋巴结、11 组肺叶间淋巴结未见明显异常，10 组肺门（肺组织）未见明显异常。术后评估为 pCR。对已经达到 pCR 的病例，术后是否有必要继续行辅助治疗，目前的大型Ⅲ期注册研究中，除了 CheckMate816 外，其余研究都要求无论术后患者是否达到 pCR，均需行免疫单药辅助治疗。最终，该病例继续行辅助免疫单药治疗。患者后期随访中为持续无瘤状态。患者治疗前后肺部 CT 图像见图 14-1。

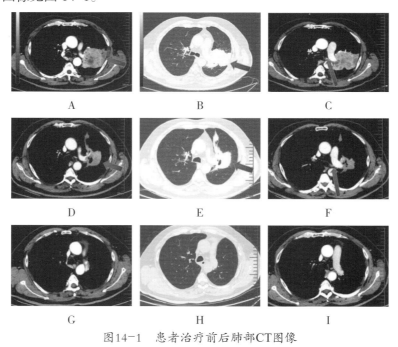

图 14-1　患者治疗前后肺部 CT 图像

A、B、C 为治疗前基线检查图像，D、E、F 为免疫联合化疗新辅助治疗 2 个周期的图像，G、H、I 为手术后图像，箭头示病灶

三、小结与体会

在既往临床诊断为局部晚期的ⅢB 期 NSCLC 患者，能达到无瘤生存的状态是非常困难的，免疫治疗的出现改变了这一现状。对于此例患者，在免疫联合化疗新辅助治疗＋手术＋术后免疫单药维持这一治疗模式

后，达到了 pCR，患者是否能够达到其至超出 PACIFIC 治疗模式的生存时间，尚需要进一步观察。目前对于局部晚期 NSCLC 新辅助治疗有以下两点还需进一步探索。①如何筛选出新辅助治疗获益的患者？该患者术前新辅助治疗和术后并未检测 PD-L1 表达，提醒以后的工作中还应当完善免疫相关的标志物检测。② pCR 能否转化为更长久的 OS，以及 pCR 能否作为 NSCLC 新辅助免疫联合化疗的替代终点有待进一步探讨。

（赵行　孙志华）

参考文献

[1]ANTONIA S J, VILLEGAS A, DANIEL D, et al.Durvalumab after chemoradiotherapy in stage Ⅲ non-small-cell lung cancer[J].New England Journal of Medicine, 2017, 377(20):1919-1929.

[2]DETTERBECK F C, SOCINSKI M A, GRALLA R J, et al.Neoadjuvant chemotherapy with gemcitabine-containing regimens in patients with early-stage non-small cell lung cancer[J].Journal of thoracic oncology: official publication of the International Association for the Study of Lung Cancer, 2008, 3(1):37-45.

病例二　局部晚期非小细胞肺癌放化疗后免疫维持治疗病例分析

一、病史

患者，男，57岁，因"胸背部疼痛1个月，发现左肺上叶肿块1周"入院。

患者1个月前无明显诱因出现胸背部疼痛，钝痛，与活动无关，伴少许咳嗽，无咳痰、咯血、胸闷、心慌等不适，遂就诊于当地医院，肺部 CT 提示左肺上叶紧邻纵隔软组织影。患者为进一步诊治来我院就诊，行 CT 引导下左肺上叶近纵隔处占位穿刺活检，示 NSCLC，倾向于鳞状细胞癌；左下肺占位近纵隔穿刺组织为鳞状细胞癌。免疫组化示 PCK（＋）、P40（＋）、CK5/6（部分＋）、TTF-1（－）、CD5（－）、CD117（－）。PD-L1 CPS：10%。

既往史：无特殊病史。无家族遗传史。无药物过敏史。否认吸烟饮酒史。

查体：意识清楚。浅表淋巴结未触及肿大，心、肺、腹检查未见明显异常。

辅助检查。全身 PET/CT 检查：①左肺上叶紧邻纵隔软组织影（与相邻胸椎左缘关系密切），代谢增高，考虑恶性肿瘤病变可能，建议结合临床及行活检等，以排除结核等感染性病变；②左肺下叶后胸膜下小结节，代谢不高，建议随访观察；③双侧脑实质未见局限代谢增高，建议行 MRI 复查；④探测范围内其余部位未见明显恶性肿瘤病变征象；⑤双叶甲状腺密度稍欠均匀，代谢不高，肝脏及双肾区未见局限代谢增高，必要时行超声等复查；⑥双肺支气管炎、肺气肿、肺大泡；⑦前列腺钙化灶。肺部增强 CT：①左肺上叶尖后段纵隔旁见团块状软组织密度影凸向胸腔，以宽基底与纵隔相连，部分包绕降主动脉，邻近椎体见骨质破坏，边缘毛糙，截面约3.6cm×3.2cm，增强轻度强化；②双肺透亮度增加，见多发无壁透亮影；③双肺可见少量小条片影及结节影，左肺下叶后基底段胸膜小结节，直径约8mm；④气管及支气管叶、段分支通畅；⑤纵隔未见明显肿大淋巴结影。检查结论：①左肺上叶尖后段纵隔旁占位，多考虑恶性肿瘤性病变，邻近椎体伴骨质破坏；②双肺少许慢性炎性病变，双肺肺气肿、肺大泡；③左肺下叶后基底段结节，建议复查；④所及肝内散在小圆形低密度影，考虑小囊肿可能；⑤双侧肾上腺饱满。头部 MRI：

未见明显异常。心电图：大致正常。肺功能：轻度阻塞性通气功能障碍，最大通气量下降。

二、诊断与治疗

诊断：左肺上叶鳞状细胞癌 cT4N0M0（侵犯椎体）ⅢA 期。

分析：经我院多学科（胸外科、肿瘤科、影像科）会诊，考虑本病例属于不可切除型ⅢA 期 NSCLC。根据相关指南、PACIFIC 研究证据及患者实际情况确定治疗方案：序贯 / 同步放化疗＋免疫维持治疗。

治疗：患者行 2 个周期的多西他赛＋顺铂方案化疗，化疗后疗效评价为 PR。后行左肺上叶近纵隔放疗 PTV50GY/25F，GTV 加量 10GY/5F（因肿块靠近脊髓，限制放疗递推剂量）。放疗期间，患者同步化疗 2 个周期。根据 PACIFIC 研究，局部晚期 NSCLC 患者放化疗结束后，PD-L1 单抗免疫维持治疗相较观察组，能够延长患者 PFS 以及 OS。该患者放化疗结束后行免疫维持治疗，治疗期间疗效评价 PR，PFS ＞ 18 个月。患者治疗前后肺部增强 CT 图像见图 14-2。

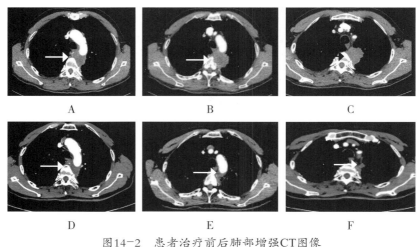

图14-2　患者治疗前后肺部增强CT图像

A～C 为治疗前，D 为化疗 2 个周期后，E 为放化疗结束后，F 为免疫维持治疗 6 个月后，箭头示病灶

三、小结与体会

局部晚期 NSCLC 的治疗首先要明确是可切除型还是不可切除型。这个分类依赖于肿瘤内科、外科及影像科多学科讨论后判定。本病例判定为不可切除型，根据相关指南选择同步放化疗＋免疫维持治疗。治疗的同时还需关注患者的不良反应和治疗效果。免疫治疗能否前移至放疗前，结论尚未明确，目前已有临床研究进行相关探索。

（童凡　杨辰苏）

病例三　驱动基因阴性晚期肺腺癌免疫联合放化疗病例分析

一、病史

患者，男，56 岁，因"左肺癌脑转移，脑转移灶术后半个月"入院。

患者于 2018 年 8 月无明显诱因出现头晕、头痛，2018 年 9 月于外院行头部 MRI 示小脑占位，PET-CT 示左肺上叶近肺门区软组织肿块，代谢增高，右侧小脑半球稍高密度结节，代谢增高，考虑恶性病变。于

2018-09-19 行小脑占位显微镜切除术，术后病检提示转移性肺腺癌。

既往史：体健。否认其他病史。吸烟史 30 余年，20 支 /d，吸烟指数＞ 600，已戒烟。

体格检查：PS 评分 1 分，浅表淋巴结未触及肿大。

实验室检查。肿瘤标志物（2018-10-09）：CEA 38.01ng/ml ↑、CA125 159.5U/ml ↑。

影像学检查。胸腹部 CT（2018-10-09）：左肺门肿块，多考虑为中央型肺癌，纵隔淋巴结增多，右侧肾上腺增粗，不排除转移瘤。脑部 MRI（2018-10-09）：右侧小脑半球异常信号灶，结合病史，考虑为转移瘤术后改变。

二、诊断与治疗

诊断：左肺上叶腺癌脑转移（cT4N2M1，Ⅳ期）。

分析：对于驱动基因阴性晚期肺腺癌，PD-L1 表达 1%～49% 者，PD-1 单抗联合培美曲塞＋铂类（PP 方案）化疗为 Ⅰ 级推荐治疗方案。寡转移 NSCLC 通常是指不超过 3 个器官中出现最多 5 个转移灶，纵隔淋巴结受累不算作转移部位。在对寡转移 NSCLC 的分期进行判定时，^{18}F-FDG-PET/CT 和脑成像是强制性检查。MD Anderson 的 Ⅱ 期临床、SABR-COMET 研究均已证实，局部放疗可以改善寡转移晚期 NSCLC 患者的 PFS 和 OS。该病例明确转移部位仅为脑转移，肾上腺病灶不能排除，属于寡转移状态，局部放疗具有积极意义。

治疗：患者于 2018-10-12 至 2018-12-14 行 PD-1 单抗联合 PP 方案化疗 4 个周期，疗效评价为 PR。一项单中心、随机对照 Ⅲ 期临床研究显示，对脑转移术后瘤腔进行立体定向放疗可以降低局部复发风险。患者于 2018-11-23 行右侧小脑术后瘤腔放疗（15Gy/1F），并于 2019-01-04 行左肺放疗（50Gy/25F）。2019-01-05 至 2019-06-21 行 PD-1 单抗联合培美曲塞维持治疗 8 个周期，维持治疗期间 CEA 渐进性增高。8 个周期后复查 PET/CT 示右侧肾上腺 M 增大、右侧股骨新发转移，考虑为寡进展。对于一线免疫联合化疗后进展，目前暂无标准治疗，对于寡转移灶可以考虑局部放疗，免疫联合放疗可能存在协同增效作用。与患者沟通，在原方案维持治疗的基础上，于 2019 年 6 月行右肾上腺立体定向放疗（40Gy/5F）和右侧股骨放疗（30Gy/10F）。2019 年 7 月至 9 月继续行 PD-1 单抗联合培美曲塞维持治疗第 9～12 周期。2019 年 10 月行 PET/CT 示左肺上叶门区条片影，代谢轻度异常增高；右侧肾上腺增粗，代谢不高；右侧股骨上段髓腔代谢稍增高。考虑局部进展，于 2019-10-11 行左肺门补量放疗（21Gy/7F）和右股骨补量放疗（30Gy/10F）。2019 年 10 月至 2020 年 1 月继续行 PD-1 单抗联合培美曲塞维持治疗第 13～17 周期。2020 年 1 月至 2020 年 4 月维持治疗中断。2020 年 5 月复查 PET/CT，示纵隔多发肿大淋巴结，左侧肾上腺代谢增高，考虑转移。一项真实世界研究提示 PD-1 单抗中断治疗后再次恢复用药，OS 可以继续获益。故重启原方案治疗，于 2020-05-27 至 2020-09-11 行 PD-1 单抗联合培美曲塞维持治疗第 18～22 周期，疗效评价为 SD。后因患者无法耐受化疗反应，于 2020-10-13 至 2021-02-23 行 PD-1 单抗单药维持治疗第 23～29 周期。2021 年 3 月患者出现头晕及步态不稳，结合脑 MRI 影像考虑为大分割放疗后脑水肿所致，于 2021-03-16 至 2021-05-18 给予 PD-1 单抗联合贝伐珠单抗治疗 4 个周期，患者头晕、步态不稳症状明显缓解。后于 2021-06-08 至 2021-11-03 继续行 PD-1 单抗单药维持治疗第 34～42 周期。2021 年 11 月出现右侧颞叶新发转移，于 2021-11-09 行头部立体定向放疗（30Gy/3F）。后于 2021-11-24 至 2021-12-15 行 PD-1 单抗维持治疗第 43～44 周期。2022 年 1 月患者再次出现头晕，脑 MRI 提示颞叶病灶放疗周围水肿，于 2022-01-05 至 2022-01-26 行 PD-1 单抗联合贝伐珠单抗靶向治疗 2 个周期，患者头晕有所缓解。截至病例资料收集日，患者病情一直处于稳定状态。患者治疗前后影像学图像见图 14-3～图 14-7。

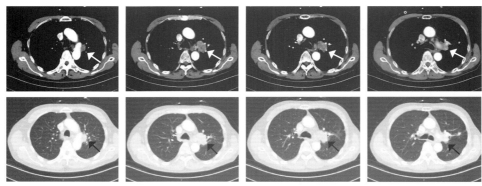

图14-3　初诊胸腹部CT图像

箭头示左肺门病灶

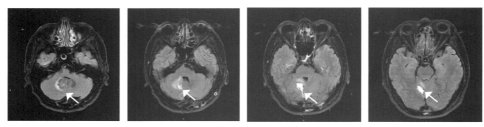

图14-4　初诊脑MRI图像

箭头示小脑术后改变

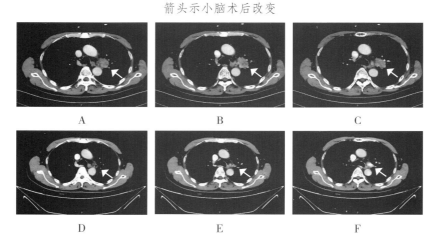

图14-5　胸部CT图像

A～C中箭头示基线左肺门病灶，D～F中箭头示行PD-1单抗联合PP方案化疗4个周期后左肺门病灶

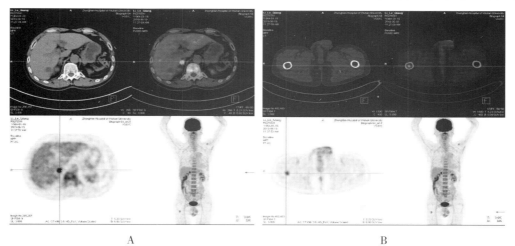

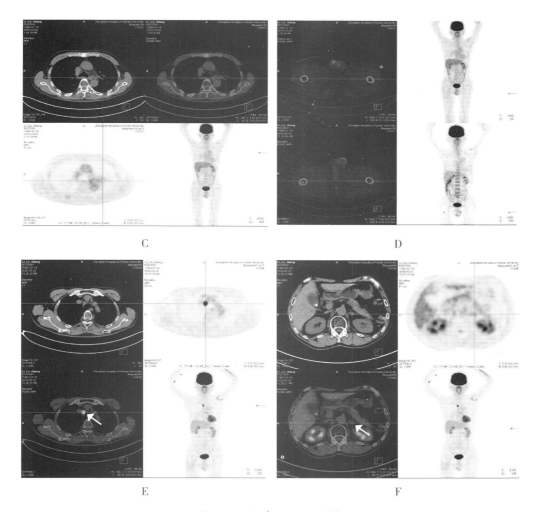

图14-6 全身PET/CT图像

A、B中箭头分别示PD-1单抗联合培美曲塞维持治疗8个周期后右侧肾上腺、右侧股骨病灶；C、D中箭头分别示PD-1单抗联合培美曲塞维持治疗12个周期后左肺门、右侧股骨病灶；E、F中箭头分别示PD-1单抗联合培美曲塞维持治疗17个周期后纵隔淋巴结、左侧肾上腺病灶

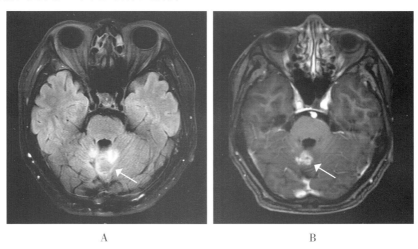

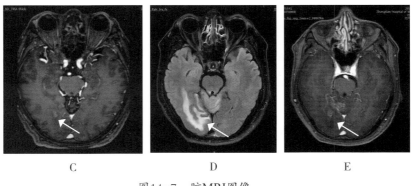

图14-7　脑MRI图像

A、B中箭头分别示PD-1单抗单药维持治疗29个周期后小脑病灶水肿加重、放射性脑坏死，C中箭头示PD-1单抗单药维持治疗42个周期后右侧颞叶新发病灶，D、E中箭头示PD-1单抗单药维持治疗44个周期后颞叶病灶水肿加重

三、小结与体会

免疫治疗时代，在寡转移NSCLC患者一线免疫联合化疗有效的条件下，局部放疗具有积极意义，但放疗的时机、剂量、分割方式、照射范围、毒副作用等有待进一步研究。对于系统治疗中出现的寡进展，在缺乏标准的后线治疗的条件下，局部放疗是积极、有效的重要手段。同时，局部放疗被认为具有原位疫苗和重塑免疫微环境的作用，与免疫治疗联合应用具有协同增效作用。该病例在疾病的不同阶段，包括初始寡转移和后续寡进展阶段，先后给予不同分割方式的局部放疗，同时联合PD-1单抗免疫治疗，显著改善了患者的PFS及OS，同时并未出现明显的免疫相关副作用。对于脑转移瘤大分割照射后出现的脑水肿，采用贝伐珠单抗可以缓解症状，进一步降低分次照射剂量可以最大限度降低脑水肿概率。

（徐禹）

参考文献

[1]GADGEEL S, RODRÍGUEZ-ABREU D, SPERANZA G, et al. Updated analysis from KEYNOTE-189: pembrolizumab or placebo plus pemetrexed and platinum for previously untreated metastatic nonsquamous non-small-cell lung cancer[J].Journal of Clinical Oncology,2020,38(14):1505-1517.

[2]DINGEMANS A C, HENDRIKS L E L, BERGHMANS T, et al. Definition of synchronous oligometastatic non-small cell lung cancer-a consensus report[J].Journal of Thoracic Oncology,2019,14(12):2109-2119.

[3]GOMEZ D R, TANG C, ZHANG J,et al. Local consolidative therapy vs. maintenance therapy or observation for patients with oligometastatic non-small-cell lung cancer: long-term results of a multi-institutional, phase Ⅱ, randomized study[J].Journal of Clinical Oncology,2019,37(18): 1558-1565.

[4]PALMA D A, OLSON R, HARROW S, et al. Stereotactic ablative radiotherapy for the comprehensive treatment of oligometastatic cancers: long-term results of the SABR-COMET phase Ⅱ randomized trial[J].Journal of Clinical Oncology,2020,38(25): 2830-2838.

[5]MAHAJAN A, AHMED S, MCALEER M F, et al. Post-operative stereotactic radiosurgery versus observation for completely resected brain metastases: a single-centre, randomised, controlled, phase 3 trial[J]. Lancet Oncology,2017,18(8):1040-1048.

病例四　食管鳞状细胞癌免疫联合化疗
新辅助治疗病例分析

一、病史

患者，男，62岁，因"进行性吞咽困难2个月"入院。

患者于2021年6月无明显诱因出现进行性吞咽困难，仅可进流食，偶有心慌、胸闷。2021-08-30行胃镜检查，示食道距门齿30～37cm见半环形腔生长新生物，表面溃烂，蠕动消失，活检提示低分化鳞状细胞癌。胸腹部CT示食管中下段肿块，纵隔内多发淋巴结；双肺尖间隔旁型肺气肿；左侧第5、6肋走行欠规则；肝内小囊肿；左肾囊肿。颅脑MRI平扫及增强未见明显异常。全身骨显像未见明显骨转移瘤征象。于2021-09-17、2021-10-15、2021-11-22分别开始行PD-1单抗联合TP方案治疗3个周期，疗效评价为PR。后于2021-12-21在全麻下行胃部分切除术伴食管胃吻合术（颈部）＋胸腔镜下胸膜粘连松解术＋颈胸腹三切口食管部分切除术，术后病检（食管癌化疗＋免疫治疗后根治性切除＋淋巴结清扫标本）示：①送检食管组织呈化疗及免疫治疗后改变（食管壁见慢性炎性细胞浸润、纤维组织增生及多核巨细胞反应、溃疡形成；局部呈慢性化脓性炎图像），食管壁局部另见原位鳞状细胞癌图像，未见脉管内瘤栓，未见神经侵犯；②治疗效果为镜下见化疗及免疫治疗后改变，未见浸润性癌，TRG评分0分；③送检（吻合口近端、胃切缘）组织内未见癌；④送检淋巴结（26枚）均未见癌转移，包括左喉返神经旁淋巴结（2枚）、隆突下淋巴结（1枚）、下段食管旁淋巴结（3枚）、奇静脉旁淋巴结（1枚）、贲门旁淋巴结（5枚）、胃左动脉旁淋巴结（6枚）、胃小弯旁淋巴结（3枚）、扪及胃周脂肪组织中淋巴结（4枚）、食管旁淋巴结（1枚）；⑤病理分期为ypTisN0Mx。

既往史：体健，否认其他病史。

查体：PS评分1分，浅表淋巴结未触及肿大，心、肺、腹检查未见明显异常，双下肢无水肿。

辅助检查：鳞状上皮细胞抗原2ng/ml↑。

二、诊断与治疗

诊断：胸中下段食管鳞状细胞癌cTxN1M0。

分析：对于可切除食管癌，新辅助免疫同步放化疗＋食管切除术是标准治疗。根据我国食管癌临床流行特征的大数据分析，新辅助免疫同步放化疗在我国真实世界的实施率仅20%，真实世界中大部分患者接受的是新辅助化疗。目前，食管癌的系统治疗已经进入免疫治疗时代，PD-1单抗联合化疗已经成为复发/转移性食管癌的一线标准治疗，给患者带来显著生存获益，其在局部晚期可切除食管癌中的疗效是目前研究的热点，多项免疫联合化疗新辅助治疗研究结果陆续公布，pCR率达41.4%～50%，显示了良好的应用前景。

治疗：按照已有的循证医学证据，建议患者行新辅助免疫同步放化疗，但患者拒绝放疗。与患者及家属充分沟通后，给予PD-1单抗联合TP方案化疗，患者食管原发灶及纵隔淋巴结均显著缩小，术后病检达到pCR，实现了肿瘤降期和完整切除，长期生存状况有待随访观察。对于免疫联合化疗新辅助治疗后是否需要行术后辅助免疫治疗，CheckMate577研究提示新辅助免疫同步放化疗后手术未达pCR的食管癌患者，应用纳武利尤单抗可以降低远处和局部转移率，显著延长患者生存期。但是，对于免疫联合化疗新辅助治疗后达pCR者，术后免疫维持治疗的价值有待进一步探讨。该患者术后选择定期随访观察。患者治疗前后胸部 CT 图像见图 14-8。

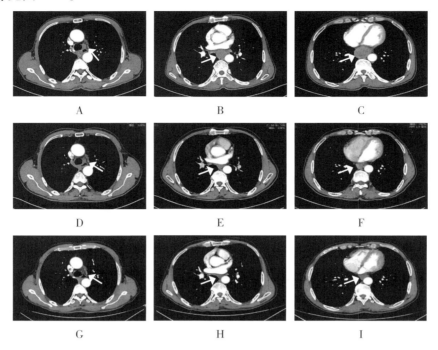

图14-8　患者治疗前后胸部CT图像

A、B、C 为治疗前，D、E、F 为新辅助免疫联合化疗 2 个周期后，G、H、I 为新辅助免疫联合化疗 3 个周期后；A、D、G 中箭头示纵隔淋巴结病灶，B、C、E、F、H、I 中箭头示食管病灶

三、小结与体会

可切除的局部晚期食管癌标准治疗为新辅助免疫同步放化疗，但新辅助免疫联合化疗与新辅助免疫同步放化疗谁优谁劣，缺乏直接对比证据。多项新辅助免疫联合化疗研究成果鼓舞人心，但依旧存在很多问题尚未解决，比如如何精准预测 pCR 人群、如何选择联合方案以提高 pCR 率，以及对于新辅助免疫联合化疗后 cCR 的患者能否避免手术、保留食管功能以提高生活质量等。免疫治疗时代，我们更需要多学科综合治疗理念和策略，让更多的患者从综合治疗中获益。

（徐禹）

参考文献

[1]EYCK B M, LANSCHOT J J B V, HULSHOF M C C M,et al.Ten-year outcome of neoadjuvant chemoradiotherapy plus surgery for esophageal cancer: the randomized controlled CROSS trial[J].Journal of Clinical Oncology, 2021, 39(18):1995-2004.

[2]HONG Y,HUI L,YUPING C, et al.Long-term efficacy of neoadjuvant chemoradiotherapy plus surgery for the treatment of locally advanced esophageal squamous cell carcinoma: the NEOCRTEC5010 randomized clinical trial[J].JAMA surgery,2021,156(8):721-729.

[3] 毛友生, 高树庚, 王群, 等. 中国食管癌临床流行特征及外科治疗概况大数据分析 [J]. 中华肿瘤杂志,2020,42(3):228-233.

[4]KELLY R J, AJANI J A, KUZDZAL J, et al. Adjuvant nivolumab in resected esophageal or gastroesophageal junction cancer[J]. The New England Journal of Medicine, 2021, 384(13):1191-1203.

病例五　食管腺癌免疫联合化疗新辅助治疗病例分析

一、病史

患者，男，55岁，因"进食有梗阻感2个月余"入院。

患者2个月前无明显诱因出现进食有梗阻感，以进食干硬食物为甚，伴有胸骨后隐痛、呃逆不适，偶有进食质硬食物后恶心、呕吐，无黑便，无声嘶，未予特殊处理，近日梗阻感症状加重，遂前往我院门诊就诊。

既往无特殊病史，无家族遗传史，无药物过敏史。饮酒史30余年，每天约100ml。无吸烟史。

体格检查：生命体征平稳，意识清楚，KPS评分90分，浅表淋巴结未触及明显肿大，心、肺、腹及神经反射检查均未见异常。

辅助检查：胃镜提示距门齿35～40cm见新生物环腔生长，呈船形溃疡，底覆污秽黄白苔，触之易出血，齿状线上方见一橘红色岛状黏膜。胃镜诊断：①食管新生物性质待定；②巴雷特食管；③糜烂性胃炎。胸腹部增强CT提示食管下段管壁明显不均匀增厚，管腔狭窄，纵隔内2R区见约1.2cm×1.4cm肿大淋巴结；胃周、腹膜后见多发肿大淋巴结，较大者位于胃周，范围约4.1cm×3.7cm，增强后呈不均匀强化；双肺内见多发实性结节，较大者约0.4cm×0.3cm，多考虑食管癌伴多发淋巴结转移。脑MRI增强：未见明显异常。全身骨扫描：未见明显异常。肺功能结果：轻度阻塞性通气功能障碍，最大通气量下降。肿瘤标记物检查：无异常。

病理检查：活检病理提示（食管）低分化腺癌。免疫组化：P40（－），CK5（－），CK7（部分＋），CK18（＋），Ki67（60%），Vimentin（部分＋）。

二、诊断与治疗

诊断：食管下段低分化腺癌cTxN2M0。

分析：经我院多学科（肿瘤科、消化内科、胸外科、影像科、病理科）会诊，结合已有影像学及病理结果，本病例考虑为潜在可切除但存在不能完全切除的风险这一类，依循证医学证据考虑手术治疗＋新辅助/辅助治疗。在局部晚期食管癌新辅助治疗中，术前放化疗联合手术的治疗模式较单纯手术治疗可获得明显生存获益。术前同步放化疗的长期生存获益是否优于术前化疗尚无定论，但绝大部分研究认为放化疗综合治疗可提高局部区域控制率和根治性手术切除率。传统新辅助放化疗＋手术治疗后仍有40%～50%患者出现肿瘤复发，且以远处转移最为常见。目前多项研究证实免疫治疗用于可切除食管癌新辅助治疗可以提高病理缓解，且并不影响后续的手术治疗。NICE研究评估了卡瑞利珠单抗联合白蛋白紫杉醇和卡铂用于多组淋巴结转移的局部晚期胸段食管鳞状细胞癌新辅助治疗的疗效，pCR达45.4%。并且，免疫新辅助治疗后手术延迟率低，未增加手术难度及围术期风险。

治疗：该患者多组淋巴结转移，病灶范围广泛，考虑同步放化疗可能存在的治疗耐受性问题，最终选择免疫联合化疗的治疗方式，使用免疫药物联合白蛋白紫杉醇和铂类行新辅助治疗。参考目前已有的大型Ⅲ期注册临床研究，新辅助治疗为2～4个周期。该患者行2个周期新辅助治疗后，疗效达影像学CR，经和胸外科探讨后，遂决定行手术治疗：全麻下胸腹腔镜联合左颈三切口食管中下段癌根治术。术后病检

（食管肿瘤新辅助治疗后标本）示：①食管组织多切面广泛切开，肉眼未见明确肿块，镜检狭窄段及瘢痕区食管组织未见癌组织，部分区域可见嗜酸性变，间质可见淋巴细胞、浆细胞浸润，纤维组织增生伴胶原化；②食管切缘、胃体切缘、送检切环及网膜组织未见癌组织；③下食管段淋巴结（0/1 枚）、隆突下淋巴结（0/1 枚）、左喉返神经淋巴结（0/4 枚）、左喉返神经淋巴结（0/2 枚）、十二指肠韧带淋巴结（0/1 枚）、食管旁淋巴结（0/4 枚）、胃小弯淋巴结（0/2 枚）均未见转移癌。术后评估为 pCR。对已经达到 pCR 的该病例，术后是否有必要继续行辅助治疗，目前尚无定论。与患者家属沟通后选择定期随访。患者治疗前后CT 图像见图 14-9。

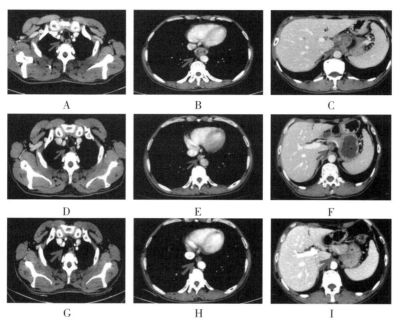

图14-9　患者胸部及上腹部CT图像

　　A～C、D～F、G～I 分别为基线、新辅助治疗 2 个周期、新辅助治疗 4 个周期的 CT 图像；A、D、G 中箭头示 2R 淋巴结转移病灶，B、E、H 中箭头示食管原发灶，C、F、I 中箭头示腹腔淋巴结转移病灶

三、小结与体会

　　对于多组淋巴结转移的局部晚期食管癌，建议多学科会诊。对于潜在可切除局部晚期食管癌，术前新辅助治疗，如新辅助免疫联合化疗，在不增加手术难度及围手术期风险的基础上有可能实现肿瘤降期及一定的 pCR 概率，为患者争取手术机会，甚至更佳的生存获益。

（魏微　孙志华）

参考文献

　　[1]VAN H P, HULSHOF M C, VAN LANSCHOT J J,et al.Preoperative chemoradiotherapy for esophageal or junctional cancer[J].The New England Journal of Medicine,2012,366(22):2074-2084.

　　[2]OTT K,LORDICK F,BLANK S, et al.Gastric cancer:surgey in 2011[J].Langenbecks Archives of Surgery,2011,396(6):743-758.

病例六　晚期食管癌免疫联合放疗病例分析

一、病史

患者，男，63 岁，因"胸上段食管鳞状细胞癌新辅助化疗术后，放化疗后肺转移"入院。

患者于 2019 年 5 月出现吞咽梗阻，呈进行性加重，伴进食后疼痛，仅可进流食，于 2019-05-04 于当地医院行胃镜，示距门齿 23～30cm 见隆起新生物，环绕管腔 1/2 生长；活检回报鳞状细胞癌。胸部 CT 示食管壁（主动脉弓至气管分叉水平）增厚，纵隔淋巴结增多。分别于 2019-05-22、2019-06-13 开始行 DP 方案化疗 2 个周期，疗效评价 SD。于 2019-07-03 在全麻下行胸腹腔镜联合食管癌根治术（三切口）＋根治性淋巴结清扫术。术后病检（食管恶性肿瘤化疗后根治性切除标本）示：①（食管经全部取材）小灶性鳞状细胞高级别上皮内瘤，未见浸润性鳞状细胞癌残留；结合病史，符合明显化疗后反应（TRG 评分 1 分），其余食管上皮局灶出血坏死；②胃断端组织内未见癌；③送检(吻合口近端)组织内局灶可见食管鳞状细胞原位癌图像；④送检淋巴结（1/19 枚）可见癌转移，其中左喉返神经旁淋巴结（1/2 枚）可见癌转移伴明显化疗后反应，第 7 组淋巴结（0/3 枚）、奇静脉弓旁淋巴结（0/2 枚）、右喉返神经旁淋巴结（0/1 枚）、食管旁淋巴结（0/1 枚）、胃小弯淋巴结（0/7 枚）、胃左淋巴结（0/3 枚）未见癌转移；⑤送检部分胃壁组织未见明显病理学改变；⑥病理分期为 ypTisN1Mx。考虑 R1 切除，术后于 2019-08-12 行食管同步化放疗（PTV-GTV 60Gy/30F，PTV-CTV 54Gy/30F），因患者体质较差，仅给予每周奈达铂单药的同步化疗。放疗过程中患者出现Ⅱ度放射性皮炎和放射性食管炎，给予对症支持治疗后好转。放疗后复查胸部 CT 提示肺转移可能，2019-11-01 行 CT 引导下肺穿刺活检提示送检组织内见鳞状细胞癌图像。免疫组化染色结果：CK7（局灶＋），TTF-1（－），P16（－），P40（＋），CK5/6（＋），Ki67（约 30%）。（注：因鳞状细胞癌无特异性器官标记物，本病例是否为肺转移性食管鳞状细胞癌需结合临床相关检查资料一并考虑。）

既往史：体健，否认其他病史。

体格检查：PS 评分 1 分，浅表淋巴结未触及肿大，心、肺、腹检查未见明显异常。

辅助检查：肿瘤标志物检查（2019-10-29）正常。胸部 CT（2019-11-01）：食管呈术后改变，胃壁增厚；右肺感染较前显著改善；双肺上叶间隔旁肺气肿；双肺散在纤维灶；双肺实性结节，部分较前略增大，多考虑转移瘤可能，建议随访观察。腹部 CT（2019-10-29）：食管癌术后改变；右肾囊肿。脑及颈部 MRI（2019-10-29）：脑白质高信号，Fazekas 1 级；食管癌术后改变。

二、诊断与治疗

诊断：食管癌新辅助化疗术后，放化疗后肺转移（rTisN0M1，Ⅳ期）。

分析：多项研究已证实，对于晚期转移性食管癌患者，PD-1 单抗联合化疗一线治疗可以改善 PFS 和 OS。但本例患者一般状况差，BMI＝16.5，前期新辅助化疗及后续奈达铂单药化疗耐受性差，患者及家属拒绝化疗，仅能接受 PD-1 单抗单药治疗。目前缺乏 PD-1 单抗单药一线治疗的临床研究数据，仅几项转移性食管癌二线治疗临床研究证实 PD-1 单抗单药比化疗具有生存获益。与患者及家属沟通后，于 2019-11-08 至 2020-01-19 行 PD-1 单抗单药免疫治疗 5 个周期，疗效评价为 SD。2020 年 4 月返院复查胸部 CT 提示双肺结节较前增大，考虑疾病进展。一项前瞻性、单臂、Ⅱ期的试验评估立体定向放疗对寡转移食管鳞状细胞癌患者的安全性和有效性，中位 PFS 时间为 13.3 个月，1 年和 2 年 PFS 率分别为 55.9% 和 33.8%，

1年和2年的总OS率分别为76.2%和58.0%,提示立体定向放疗联合系统治疗是一种耐受性良好且有效的治疗方式。该患者肺转移灶为2个,属于寡转移范畴,同时食管原发病灶行手术切除及术后放化疗后控制良好,对肺寡转移灶行立体定向放疗具有积极意义。同时,考虑免疫治疗与放疗具有协同作用,与患者及家属充分沟通后,于2020-04-28开始行左肺上叶及右肺下叶立体定向放疗(50Gy/5F)。2020年6月返院复查双肺结节较前明显缩小,疗效评价为PR,出现Ⅰ度放射性肺炎。放疗结束后继续行PD-1单抗单药维持治疗,其间定期复查,未见肿瘤复发转移征象。患者治疗前后胸部CT图像见图14-10。

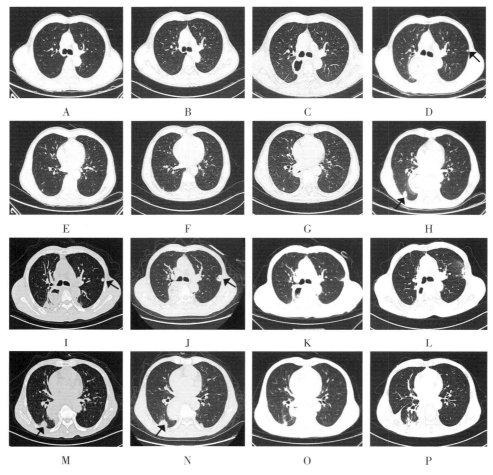

图14-10　患者治疗前后胸部CT图像

A、E为新辅助化疗前;B、F为新辅助化疗后;C、G为食管癌根治术后;D、H为食管癌术后放疗1个月后,箭头分别示左肺上叶、右肺下叶转移灶;I、M为PD-1单抗单药治疗后;J、N为疾病进展后;K、O为立体定向放疗后;L、P为PD-1单抗单药维持治疗2年后,箭头分别示左肺上叶、右肺下叶转移灶

三、小结与体会

对于复发/转移性食管癌,免疫联合化疗已经成为一线治疗的新标准,但真实世界中,晚期食管癌患者因吞咽梗阻、进食困难,大多合并营养不良、消瘦。对于拒绝化疗或化疗不能耐受的患者,免疫单药治疗可以作为一种选择。寡转移食管癌与广泛转移性食管癌的预后存在差别,局部放疗联合系统治疗可能改善部分寡转移食管癌患者的预后。免疫治疗时代,免疫联合放疗具有协同增效作用,但是该联合治疗方案在转移性食管癌的疗效与安全性方面有待进一步评价。

(徐禹)

参考文献

[1]SUN J M, SHEN L, SHAH M A, et al. Pembrolizumab plus chemotherapy versus chemotherapy alone for first-line treatment of advanced oesophageal cancer (KEYNOTE-590): a randomised, placebo-controlled, phase 3 study[J].The Lancet,2021,398(10302):759-771.

[2]LUO H, LU J, BAI Y, et al. Effect of camrelizumab vs placebo added to chemotherapy on survival and progression-free survival in patients with advanced or metastatic esophageal squamous cell carcinoma: the ESCORT-1st randomized clinical trial[J].The Journal of the American Medical Association,2021,326(10):916-925.

[3]KOJIMA T, SHAH M A, MURO K, et al. Randomized phase Ⅲ KEYNOTE-181 study of pembrolizumab versus chemotherapy in advanced esophageal cancer[J].Journal of Clinical Oncology,2020,38(35):4138-4148.

[4]KATO K, CHO B C, TAKAHASHI M, et al. Nivolumab versus chemotherapy in patients with advanced oesophageal squamous cell carcinoma refractory or intolerant to previous chemotherapy (ATTRACTION-3): a multicentre, randomised, open-label, phase 3 trial[J].Lancet Oncology,2019,20(11):1506-1517.

[5]HUANG J, XU J, CHEN Y, et al. Camrelizumab versus investigator's choice of chemotherapy as second-line therapy for advanced or metastatic oesophageal squamous cell carcinoma (ESCORT): a multicentre, randomised, open-label, phase 3 study[J].Lancet Oncology,2020,21(6):832-842.

[6]LIU Q, ZHU Z, CHEN Y, et al. Phase 2 study of stereotactic body radiation therapy for patients with oligometastatic esophageal squamous cell carcinoma[J].International Journal of Radiation Oncology,2020,108(3):707-715.

病例七　复发鼻咽癌免疫联合化疗病例分析

一、病史

患者，女，33岁，因"鼻咽癌放化疗后6年，发现颈部包块1个月"入院。

患者于2014年底确诊鼻咽癌，行GP方案化疗3个周期，于2015年3月开始行根治性放疗。此后复查过1次，再未行定期复查。2020年12月，患者发现左侧颈部出现包块，无明显疼痛，门诊彩超示颈部包块，遂于2021-01-21至我院就诊。

既往2019年剖宫产手术史，否认其他特殊病史。

体格检查：PS评分1分，左侧上颈部可扪及6cm×3cm质硬包块，固定，边界不清，无压痛，局部皮肤未见异常。双侧瞳孔等大等圆，对光反射存在，双侧眼球活动正常，无复视，无视野缺损，额纹对称，伸舌居中，鼻唇沟对称，扁桃体未见肿大，软腭居中，咽反射存在，颈强（－），全身未触及肿大淋巴结，心、肺、腹检查未见明显异常，四肢肌力正常，生理反射存在，病理反射未引出。

辅助检查：EBV（－）；鼻咽镜未见异常；活检病理提示鼻咽癌复发可能。鼻咽＋颈部MRI：鼻咽部未见明显肿块；左侧颈部咽旁间隙异常信号，考虑转移性病变可能性大；双侧颈部淋巴结可见，部分肿大。胸及全腹部CT、全身骨显像未见明显异常。

二、诊断与治疗

诊断：鼻咽癌放化疗后复发（rT0N1M0），颈部继发恶性肿瘤。

分析：既往对于晚期鼻咽癌，GP 方案化疗是一线标准治疗方案，但中位 PFS 仅 7 个月，疗效有待进一步提高。目前有 3 项免疫联合化疗用于复发 / 转移性鼻咽癌的 Ⅲ 期临床研究，它们都达到了主要终点。免疫检查点抑制剂的应用改变了晚期鼻咽癌治疗格局。

治疗：本例患者鼻咽癌综合治疗 6 年后复发，在多学科会诊中，头颈肿瘤外科医生表示无法行根治性手术切除，遂商议决定行免疫联合 GP 方案化疗。2021-01-29 开始行卡瑞利珠单抗联合 GP 方案化疗。6 个周期结束时，影像学评价为 CR，再次进行多学科会诊，考虑患者无残留病灶，后续无须行局部手术清扫。关于化疗周期数，在临床研究中采取的是 4 ～ 6 个周期免疫联合化疗后免疫单药维持至疾病进展。截至病例资料收集日患者仍在行免疫单药维持治疗中，疗效评价为 CR。治疗过程中免疫相关不良反应为甲状腺功能障碍，总体安全可控。患者治疗前后影像学图像见图 14-11。

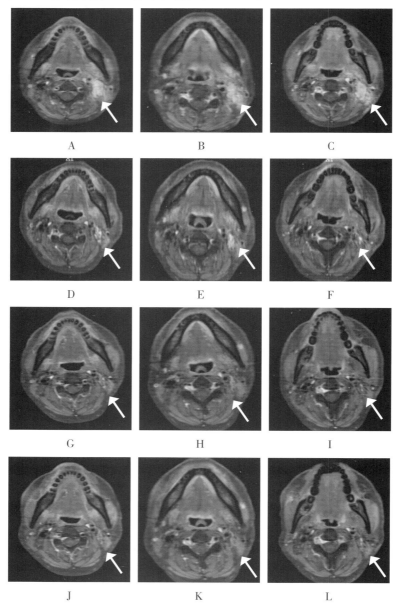

图14-11 患者治疗前后影像学图像

A ～ C 为治疗前，D ～ F 为免疫联合化疗 2 个周期后，G ～ I 为免疫联合化疗 4 个周期后，J ～ L 为免疫联合化疗 6 个周期后，箭头示病灶

三、小结与体会

本例患者经过 6 个周期的免疫联合 GP 化疗后，疗效评价达 CR，随后行免疫单药维持治疗，病情稳定维持 CR，无明显不适，体现了免疫治疗的长期疗效。

（李娜）

参考文献

[1]ZHANG L, HUANG Y, HONG S, et al. Gemcitabine plus cisplatin versus fluorouracil plus cisplatin in recurrent or metastatic nasopharyngeal carcinoma: a multicentre, randomized, open-label, phase 3 trial[J].The Lancet,2016, 388(10054):1883-1892.

[2]YANG Y, QU S, LI J, et al.Camrelizumab versus placebo in combination with gemcitabine and cisplatin as first-line treatment for recurrent or metastatic nasopharyngeal carcinoma (CAPTAIN-1st): a multicentre, randomised, double-blind, phase 3 trial[J].Lancet Oncology,2021,22(8):1162-1174.

[3]MAI H Q, CHEN Q Y, CHEN D, et al.Toripalimab or placebo plus chemotherapy as first-line treatment in advanced nasopharyngeal carcinoma: a multicenter randomized phase 3 trial[J].Nature Medicine,2021,27(9):1536-1543.

病例八　局部晚期上颌窦鳞状细胞癌免疫联合化疗新辅助治疗病例分析

一、病史

患者，男，52 岁，因"左鼻腔通气不畅伴间断出血 3 个月余"入院。

患者于 2020 年 9 月无明显诱因出现左鼻腔通气不畅伴间断出血，呈鲜红色，自行压迫后缓解，伴左眼胀痛、偶有视物重影、间断头痛，无发热、恶心、呕吐、头晕、抽搐等不适。

既往史：急性胰腺炎病史 3 年余，否认高血压、糖尿病、冠心病病史，否认药物过敏史，否认特殊病史。

体格检查：生命体征平稳，意识清楚，KPS 评分 70 分，全身皮肤黏膜无黄染。外鼻无畸形，左鼻腔黏膜稍充血，中鼻道及总鼻道内可见新生物，表面可见血性分泌物附着，右鼻腔未见明显新生物及分泌物，鼻中隔向右偏曲，双下甲稍大。双侧额纹对称，双侧眼球活动正常，无复视，无视野缺损，鼻唇沟对称，伸舌居中。心、肺、腹及神经系统检查未见明显异常。

辅助检查：鼻窦 CT 示左侧上颌窦占位性病变，考虑肿瘤性病变，左侧眼肌、视神经及部分眶壁受累，左侧眶上裂受累。眼眶 MRI 示左侧上颌窦、筛窦内肿瘤性病变，左侧中鼻甲内下直肌及视神经、左侧上颌窦内侧壁及眶壁、上颌骨额突受侵；鼻咽后壁软组织增厚，请结合临床。

病理结果：鼻内镜下左侧上颌窦肿物活检。术后病检：①（左侧上颌窦肿物）鳞状细胞癌；②免疫组化结果示 CK5/6（＋），EBER（－），EGFR（＋），Ki67（约 20%），P40（＋），P63（＋），NUT（－），P16（－），INI1（＋）。

二、诊断与治疗

诊断：左侧上颌窦鳞状细胞癌 T4aN0M0 ⅣA 期。

分析：上颌窦癌起源于上颌窦黏膜，在口腔颌面部属于高发肿瘤，占鼻窦癌的 3/4 以上。上颌窦癌早期往往无明显症状，待肿瘤生长到一定程度侵犯周围组织器官才出现相应的临床症状，如鼻出血、鼻塞、牙齿松动疼痛、牙龈肿块、眼球突出移位、结膜充血、溢泪、张口受限、头痛等。超过 60% 的 SCCHN 患者为Ⅲ期或Ⅳ期，其特征是伴有明显局部浸润的大尺寸肿瘤、有转移到区域淋巴结的证据，或者两者兼有。局部晚期 SCCHN 的局部复发（15%～40%）和远处转移风险高，预后差（5 年总生存率＜50%）。制订治疗目标时应做到个体化，初始治疗、治疗顺序和给药方式的选择需要考虑发病、毒性作用和功能保留等多方面因素。经多学科会诊讨论得出：①该患者属于可行手术治疗的局部晚期上颌窦鳞状细胞癌 T4aN0M0；②上颌窦癌的治疗以根治性手术治疗方式为主，但患者病变范围广，肿瘤累犯组织器官较多，特别是眶后侵犯，直接根治性手术可能会造成肿瘤切除不彻底或器官功能障碍；③术前新辅助治疗具有缩瘤降期优势，包括化疗、放疗，近年来随着免疫治疗在 SCCHN 初现曙光，免疫新辅助治疗在 SCCHN 术前新辅助治疗中也进行了探索，并在病理缓解率、RFS、DFS 方面获得喜人成果。

治疗：患者接受 2 个周期的特瑞普利单抗联合紫杉醇和奈达铂新辅助治疗。2 个周期后影像学复查，左侧上颌窦肿瘤性病变较前明显减小，疗效评价为 PR，肿瘤明显缩小，为后期根治性手术创造了良好的条件。2021-03-01 患者行颅底病损切除术＋鼻外筛窦开放＋鼻外额窦开放＋上颌窦开放术。病检结果：（左侧上颌窦肿物）镜下少量鳞状细胞癌，间质内大量淋巴细胞、浆细胞及少量组织细胞浸润，局灶伴多核巨细胞反应，结合临床，符合化疗后反应，肿瘤消退 90%。2021-04-20 至 2021-05-31 行放疗，具体放疗计划为 CTV1 瘤床 66Gy/ 2.2Gy/30F，CTV2 双侧鼻腔筛窦、左侧上颌窦、左侧眶后 54.6Gy/1.82Gy/30F。同步行奈达铂每周增敏化疗。治疗结束后定期复查，术后 1 年未见明显肿瘤复发征象。患者治疗前后 CT 图像见图 14-12。

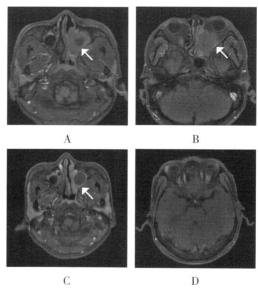

图14-12　患者治疗前后CT图像

A、B为治疗前，C、D为新辅助治疗2个周期后，箭头示病灶

三、小结与体会

免疫联合化疗新辅助治疗在 SCCHN 中获得较好的效果，患者耐受性良好，期待未来更多的 DFS、OS

相关数据披露及Ⅲ期研究结果来证实其在 SCCHN 标准治疗中的应用。但仍有诸多问题需要解决，如新辅助治疗的持续时间、最佳方案等。此外，与 NSCLC 不同的是，SCCHN 术后放疗具有明确的获益，对于术后放疗后患者，辅助免疫治疗是否能提供额外的生存获益也值得进一步探索。

（李娜）

参考文献

[1]BURTNESS B, HARRINGTON K J, GREIL R, et al. Pembrolizumab alone or with chemotherapy versus cetuximab with chemotherapy for recurrent or metastatic squamous cell carcinoma of the head and neck (KEYNOTE-048): a randomised, open-label, phase 3 study[J].The Lancet,2019,394:1915-1928.

[2]FERRIS R L, BLUMENSCHEIN G, FAYETTE J,et al.Nivolumab for recurrent squamous-cell carcinoma of the head and neck[J].New England Journal of Medicine, 2016,375:1856-1867.

[3]COHEN E E W, SOULIERES D, LE TOURNEAU C, et al. Pembrolizumab versus methotrexate, docetaxel, or cetuximab for recurrent or metastatic head-and-neck squamous cell carcinoma (KEYNOTE-040): a randomised, open-label, phase 3 study[J].The Lancet,2019,393:156-167.

病例九　复发口底鳞状细胞癌免疫联合靶向治疗病例分析

一、病史

患者，男，60 岁，因"前胸、后背阵发性疼痛 5 个月"入院。

患者自述 2018 年 6 月于外院行口底肿块切除，病检提示鳞状细胞来源，术后行放疗。2020 年 11 月出现左侧胸壁疼痛，影像学检查考虑骨转移，外院行左侧胸壁病变处放疗（具体剂量不详）。2021 年 4 月初出现前胸、后背阵发性疼痛，NRS 评分 7～8 分，给予药物止痛治疗（奥施康定 20mg，每 12h 1 次；吗啡栓 20mg/ 次），疼痛控制不佳。

既往史：否认高血压、糖尿病、心脏病病史。2000 年曾有外伤史，行腹部相关手术清除腹部积血，术中输血。吸烟 40 年，40 支 /d。饮酒 20 年，机会性饮酒。其兄有喉癌。否认食物、药物过敏史。

体格检查：生命体征平稳，意识清楚，精神欠佳，全身皮肤黏膜无黄染，颏下及颈部见陈旧性手术瘢痕，颈部淋巴结未触及肿大，左侧胸壁有触压痛，无皮下气肿、皮疹，无皮肤破溃，双肺呼吸音减低，未闻及明显干湿性啰音，心律齐、无杂音，腹软，左腹部可见一长约 15cm 由外上向内下走行的手术瘢痕，无压痛及反跳痛，双下肢无水肿。

辅助检查：胸椎、腰椎 MRI 考虑胸第 11 椎体及附件、左侧部分肋骨转移瘤，腰第 1 椎体及附件信号异常。胸廓 CT 考虑左侧第 7～11 肋骨、胸第 11 椎体及附件转移瘤。

二、诊断与治疗

诊断：①口底鳞状细胞癌骨转移；②癌性疼痛。

分析：90% 以上的晚期 SCCHN EGFR 表达阳性，10%～30% *EGFR* 基因扩增阳性。EGFR 单抗药物西妥昔单抗联合化疗的 EXTREME 方案曾经是晚期 SCCHN 的一线标准治疗方案。近年来，免疫治疗在 SCCHN 中取得了较大进展，基于 KEYNOTE-048 研究，帕博利珠单抗单药或联合化疗已获批用于复发 / 转移性 SCCHN 一线治疗。免疫治疗为晚期 SCCHN 患者治疗带来了新的希望。除了免疫联合化疗，免疫联合靶向治疗在晚期 SCCHN 也进行了积极、有效的探索。Ⅱ期研究 ALPHA 探索了 EGFR-TKI 阿法替尼联合帕博利珠单抗治疗复发 / 转移性 SCCHN 的疗效，ORR 为 41.4%，PFS 为 4.1 个月，OS 为 8.9 个月，其对于 PD-L1 高表达和 *EGFR* 基因扩增患者疗效可能更好。另一项Ⅱ期研究 PEACH 探索了 EGFR 单抗西妥昔单抗联合帕博利珠单抗治疗晚期 SCCHN，对于既往未接受过 PD-1 或 EGFR 抑制剂、铂类药物耐药或不适合接受铂类药物治疗的复发 / 转移性 SCCHN 患者，帕博利珠单抗与西妥昔单抗联合治疗具有良好的抗肿瘤活性，ORR 为 45%，超过既往已公布的帕博利珠单抗或西妥昔单抗的反应率，达到 CR/PR 患者中位 DOR 为 13.1 个月，中位 PFS 为 6.5 个月，中位 OS 为 18.4 个月，总体耐受良好，最常见的 3 ～ 4 级 TRAE 为口腔黏膜炎。纳武利尤单抗联合西妥昔单抗一线治疗复发 / 转移性 SCCHN 的Ⅱ期研究同样取得了不错的疗效。免疫联合 EGFR 靶向治疗（EGFR-TKI 或 EGFR 单抗）可能成为复发 / 转移性 SCCHN 的去化疗方案。

治疗：因患者拒绝化疗，无法行免疫联合治疗模式治疗。调整阿片类药物剂量（奥施康定 70mg，每 12h 1 次；每日爆发痛 2 ～ 3 次，给予吗啡栓 40mg/ 次处理）进行止痛治疗，同时给予患者免疫联合 EGFR 单抗治疗。2021-09-13 至 2021-12-29 行 6 个周期帕博利珠单抗＋尼妥珠单抗治疗。1 个周期后将止痛药物剂量调整为奥施康定 40mg（每 12h 1 次），4 个周期后调整为奥施康定 10mg（每 12h 1 次）。NRS 评分为 2 分，无爆发痛。治疗 4 个周期时疗效评价为 PR。2022-01-04 患者 PD-L1 检测结果 CPS 为 20%，因足底皮肤皲裂影响活动，停用尼妥珠单抗，行帕博利珠单抗单药治疗。截至病例资料收集日，患者止痛药物维持奥施康定 10mg（每 12h 1 次），疼痛评分稳定。患者治疗前后 CT 图像见图 14-13。

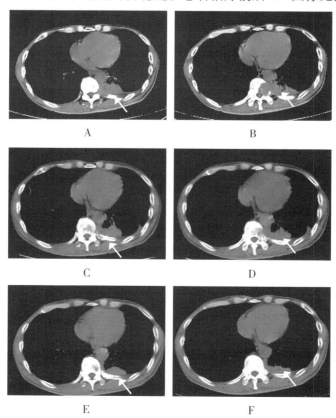

A   B

C   D

E   F

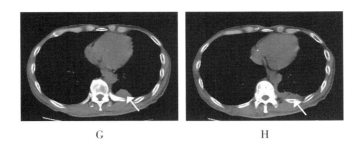

G　　　　　　　　　　H

图14-13　患者治疗前后CT图像

　　A、B为治疗前，C、D为免疫联合靶向治疗 2 个周期后，E、F为免疫联合靶向治疗 4 个周期后，G、H为免疫联合靶向治疗 6 个周期后，箭头示病灶

三、小结与体会

　　免疫联合 EGFR 单抗治疗晚期 SCCHN 展示出良好的效果，整体安全可控，期待未来大型Ⅲ期临床研究验证。

（李娜）

参考文献

[1]TEMAM S, KAWAGUCHI H, EL-NAGGAR A K, et al. Epidermal growth factor receptor copy number alterations correlate with poor clinical outcome in patients with head and neck squamous cancer[J].Journal of Clinical Oncology,2007,25(16):2164-2170.

[2]VERMORKEN J B, MESIA R, RIVERA F, et al. Platinum-based chemotherapy plus cetuximab in head and neck cancer[J]. The New England Journal of Medicine, 2008, 359(11): 1116-1127.

[3]BURTNESS B, HARRINGTON K J, GREIL R, et al. Pembrolizumab alone or with chemotherapy versus cetuximab with chemotherapy for recurrent or metastatic squamous cell carcinoma of the head and neck (KEYNOTE-048): a randomised, open-label, phase 3 study[J].The Lancet,2019,394:1915-1928.

[4]SACCO A G, CHEN R, WORDEN F P, et al. Pembrolizumab plus cetuximab in patients with recurrent or metastatic head and neck squamous cell carcinoma: an open-label, multi-arm, non-randomised, multicentre, phase 2 trial[J].Lancet Oncology,2021,22(6):883-892.

第十五章　免疫治疗特殊应答病例分析

一、病史

患者，女，43 岁，因"HCC 术后 1 年多复发，免疫治疗后 3 周"入院。

患者于 2017-03-22 因"发现肝占位性病变"在外院就诊，腹部 CT 示肝左外叶肿块，肝内多发异常强化结节，考虑为 HCC 伴多发转移灶。于 2017-03-28 行腹腔镜下左肝部分切除术，术后病理示（中-低分化）HCC 伴血管内瘤栓形成。免疫组化示 AFP（－）、肝细胞（部分＋）、SYN（－）。术后定期复查，2018 年 12 月复查 AFP 升高，胸部 CT 提示左肺上叶肿块，腹部彩超提示肝内多发高回声结节。2019-01-02 行肝动脉化疗栓塞术，并于 2019-01-07 行肺部肿块穿刺术，病理检查示 HCC。患者来我院就诊，参加替雷利珠单抗对照索拉非尼治疗Ⅲ期不可切除 HCC 的临床研究项目，随机分至试验组，于 2019-01-25 给予替雷利珠单抗 200mg 治疗，用药后 3 周，自述盆腔下坠感明显。复查胸腹盆腔 CT 示肿瘤增大，评价为 PD。

既往乙肝病史，口服恩替卡韦抗病毒治疗。无家族遗传史。无药物过敏史。无吸烟、饮酒史。

体格检查：生命体征平稳，意识清楚，KPS 评分 80 分，浅表淋巴结未触及明显肿大，心、肺检查未见明显异常。腹部可触及边界不清的包块，质韧，固定，轻压痛，肠鸣音清。四肢无异常，神经反射检查均未见异常。

辅助检查：无。

二、诊断与治疗

诊断：HCC 术后复发，BCLC C 期。

分析与治疗：依据 HCC 术后复发，一线行 PD-1 单抗治疗后，快速进展，影像评估为 PD，考虑为免疫治疗超进展，超进展需要与假性进展相鉴别，第一次评估疾病进展难以区分超进展与假性进展，需要进行一次额外的成像评估以确认或确保存在疾病进展。该患者退出临床试验后，接受索拉非尼治疗（400mg/d），用药 1 周后出现全身严重皮疹及心肌酶谱指标升高（肌酸激酶 1292.90U/L，肌酸激酶同工酶 45.70U/L，心肌酶 196.45ng/ml），经甲强龙治疗后好转。复查盆腔 MRI 提示肿瘤持续增大，明确为超进展。患者后续行瑞戈非尼治疗，短暂缓解后再次进展，于 2019 年 8 月去世。患者治疗前后盆腔 CT 及 MRI 图像见图 15-1、图 15-2。

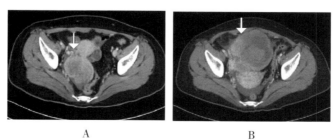

A　　　　　　　　　　　　　B

图15-1　患者治疗前后盆腔CT图像

A 为免疫治疗前，箭头示盆腔转移瘤；B 为免疫治疗后，箭头示盆腔转移瘤较前明显增大

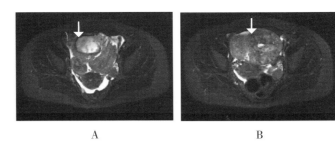

图15-2　患者治疗前后盆腔MRI图像

A 为免疫治疗前，箭头示明显盆腔肿块；B 为免疫治疗后，箭头示肿瘤持续增大

三、小结与体会

该病例病理诊断明确，术后复发经过 PD-1 单抗一线治疗后出现超进展，且后续靶向治疗中出现严重副作用，不排除免疫治疗副作用。超进展是一种免疫治疗中发生率低但特异性强的应答模式，提示预后极差，不容忽视。因此，在对患者进行免疫治疗之前，应充分评估风险，并告知有发生超进展的可能，对鉴定有超进展风险的患者，应避免在常规临床实践中使用免疫治疗。未来的研究需进一步明确超进展的生物标志物，明确其与免疫治疗直接因果关系的可能性，以利于精准筛选出高风险患者。

（胡胜）

参考文献

[1]CHAMPIAT S, FERRARA R, MASSARD C, et al. Hyperprogressive disease: recognizing a novel pattern to improve patient management[J].Nature Reviews Clinical Oncology,2018,15(12):748-762.

[2]CHAMPIAT S, DERCLE L, AMMARI S, et al. Hyperprogressive disease is a new pattern of progression in cancer patients treated by anti-PD-1/PD-L1[J].Clinical Cancer Research,2017,23(8):1920-1928.

[3]KAS B, TALBOT H, FERRARA R, et al. Clarification of definitions of hyperprogressive disease during immunotherapy for non-small cell lung cancer[J].JAMA Oncology,2020,6(7):1039-1046.

[4]KATO S, GOODMAN A, WALAVALKAR V, et al. Hyperprogressors after immunotherapy: analysis of genomic alterations associated with accelerated growth rate[J].Clinical Cancer Research,2017,23(15):4242-4250.

[5]WANG X, WANG F, ZHONG M,et al.The biomarkers of hyperprogressive disease in PD-1/PD-L1 blockage therapy[J].Molecular Cancer, 2020,19(1):81.

第十六章　免疫治疗相关不良反应病例分析

病例一　免疫性垂体炎病例分析

一、病史

患者，男，60岁，因"肺癌脑转移术后5个多月，间断纳差伴意识障碍1个月"入院。

患者因"家属发现患者步态不稳2周"于2021-05-25就诊于我院，肺部CT示：①左肺上叶软组织影（81mm×59mm），考虑肿瘤性病变，伴远端阻塞性不张，合并左肺上叶癌性淋巴管炎可能；②右肺下叶磨玻璃小结节（直径约9mm），右肺及左肺下叶多发微小结节，部分考虑转移可能；③纵隔及左肺门淋巴结增多，左侧胸膜增厚粘连，冠脉钙化。2021-06-03行开颅探查＋占位显微切除术，术后病检（右颞叶）示转移性中分化腺癌，考虑来源于肺。免疫组化示TTF-1（＋），Napsin A（＋），CK20（－），SATB2（－），P53（散在＋，野生型），Ki67（约10%）。明确诊断为左肺腺癌cT4N2M1c（脑、肺转移，*KIF5B-RET*突变）。无明显专科治疗禁忌后，参加临床研究，于2021-07-21、2021-08-11、2021-09-02、2021-09-24开始行度伐利尤单抗＋曲美木单抗＋培美曲塞联合卡铂方案治疗4个周期，其间疗效评价为SD。2021-11-05行度伐利尤单抗单药治疗1次。2021-10-08患者因纳差、恶心和间断意识障碍（记忆力下降、答非所问、出现幻觉、情绪暴躁）就诊外院，查血示血钠111μmol/L，血氯78.2mmol/L、血钾3.35mmol/L、血钙1.92mmol/L，家属诉血钠纠正后患者症状好转。2011-11-03再次出现纳差、恶心。2021-11-05行度伐利尤单抗治疗，继而出现意识障碍。

既往高血压20余年，发现房颤半年余，现口服尼群地平＋复方利血平氨苯蝶啶片治疗，血压控制尚可。糖尿病病史5年余，口服二甲双胍治疗。无家族遗传史。无药物过敏史。吸烟30余年，1包/d，戒烟半年余。无饮酒史。

体格检查：生命体征平稳，意识障碍，PS评分2分，浅表淋巴结未触及明显肿大，左肺呼吸音粗，双下肢中度水肿。

辅助检查：入院后行实验室检查，示患者轻度贫血，Ⅰ度血小板减少，轻度低钠和低蛋白，促甲状腺素（TSH）、皮质醇和促肾上腺皮质激素（ACTH）明显降低，具体结果见表16-1（仅列出实验室检查中指标异常项目）。

表16-1　入院后各项实验室检查结果

检验项目		实际值	参考值	变化
血常规	血红蛋白	96g/L	130～175g/L	↓
	血小板	102g/L	125～350g/L	↓
血生化	血清总蛋白	58.7g/L	64～83g/L	↓
	白蛋白	32.5g/L	35～55g/L	↓
	血钠	133mmol/L	136～145mmol/L	↓
BNP		569.8pg/ml	＜100pg/L	↑

检验项目		实际值	参考值	变化
甲状腺功能检查及甲状腺球蛋白1	游离甲状腺素	20.8pmol/L	9～19.18pmol/L	↑
	促甲状腺激素	0.0007μIU/ml	0.35～4.94μIU/ml	↓
	抗甲状腺过氧化酶抗体	10.2IU/ml	0～5.61IU/ml	↑
	抗甲状腺球蛋白抗体	36.83IU/ml	0～4.11IU/ml	↑
	甲状腺球蛋白1	146.5ng/ml	35～77ng/ml	↑
皮质醇（上午8点）		1.0μg/L	37～194μg/mL	↓
促肾上腺皮质激素		0.52pg/ml	7～64pg/mL	↓
淋巴细胞亚群	B细胞	1.12%	5%～18%	↓
	T细胞＋B细胞＋NK细胞	91.81%	95%～105%	↓
细胞因子检查	IL-4	3.34pg/ml	0～3pg/ml	↑
	IL-6	71.46pg/ml	0～5.3pg/ml	↑
自身抗体检查	抗核抗体	1：320	＜1：100	↑
	补体成分4	0.106g/L	0.16～0.38g/L	↓
	C反应蛋白	109g/L	＜8g/L	↑

2021-11-03胸腹部增强CT图像（图16-1）示：①左肺上叶肿瘤，周围阻塞性肺炎，癌性淋巴管炎，肿瘤较前范围略有所缩小，请结合专科检查考虑；②双肺散在结节影，部分较前饱满，部分大致同前，建议密切随诊复查；③左肺门及纵隔淋巴结增多，部分较前略变大，建议随诊复查；④左侧胸腔积液，左肺叶节段性膨胀不全/不张，较前新见；⑤气管右后方黏膜疝样膨出，同前；⑥肝脏S4b段病变，考虑血管瘤可能，其他性质病变待排，建议行增强MRI复查，前片示肝脏S3段强化灶（考虑动静脉瘘可能）本次未见明显显示，建议随诊复查；⑦右肾上极小囊肿，较前大致相仿；⑧盆腔新见少量积液；⑨腹主动脉下段稍显瘤样扩张，请结合临床相关病史及随诊复查。

2021-11-21颅脑增强MRI图像（图16-2）示：①右侧颞顶部术后,右侧颞部硬膜下少许积液/血（范围较前缩小），邻近颞叶脑组织稍肿胀，边缘少许强化（大致同前），请结合临床及随诊复查；②双侧大脑半球散在腔隙性梗死灶，较前相仿，部分为小软化灶形成，同前；③少许鼻窦炎、左侧上颌窦囊肿。

2021-11-22颅脑＋垂体增强MRI图像（图16-3）未见明显异常。

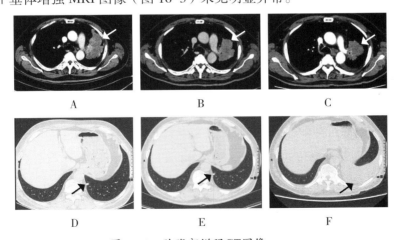

图16-1 胸腹部增强CT图像

A、D为基线，B、E为治疗2个周期后，C、F为治疗4个周期后；A～C中箭头示左肺上叶病灶，2个周期和4个周期治疗后对比基线范围缩小；D、E中箭头示双肺散在结节；F中箭头示左侧新发胸腔积液

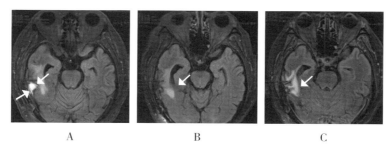

图16-2　颅脑增强MRI图像

A为基线，B为治疗2个周期后，C为治疗4个周期后；A中左侧箭头示右侧颞部硬膜下少许积液/血，治疗期间积液/血范围较前缩小；A中右侧及B、C中箭头示邻近颞叶脑组织稍肿胀，边缘少许强化，治疗期间范围较前缩小

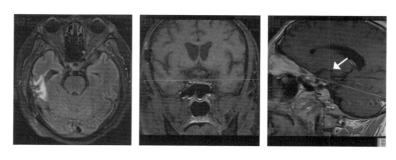

图16-3　颅脑＋垂体增强MRI图像

箭头示垂体，未见明显异常

二、诊断与治疗

诊断：左肺腺癌 cT4N2M1c（脑、肺转移，*KIF5B-RET* 突变）。

分析：经我院多学科（肿瘤科、内分泌科、影像科、心内科、风湿免疫科）会诊，考虑如下。①排除化疗药物的不良反应。患者末次化疗距今近2个月，且化疗期间未见明显胃肠道反应。②颅脑转移灶进展。③垂体瘤。非功能性垂体瘤可引起激素分泌缺乏，出现继发性肾上腺皮质功能减退、甲状腺功能减退和生长激素功能减退，表现为淡漠、恶心、呕吐、乏力和性功能障碍等症状，本例患者症状符合垂体瘤的临床表现，需进一步结合垂体MRI进行鉴别。④免疫性垂体炎。患者采用双免疫治疗，治疗后出现纳差、恶心、意识障碍，实验室检查示促肾上腺皮质激素、皮质醇和促甲状腺激素下降，并伴随低钠血症，支持免疫性垂体炎的诊断。

据文献报道，免疫检查点抑制剂诱发的垂体炎更常见于CTLA-4抑制剂，且双药联合治疗时的发生率更高。CTLA-4抑制剂、PD-1抑制剂和PD-L1抑制剂单药治疗导致垂体炎的发生率分别为3.2%、0.4%和小于0.1%，纳武利尤单抗联合伊匹木单抗治疗时该病发生率最高，为6.4%。此外，用药剂量、患者性别（60岁以上男性风险高）与垂体炎的发生率有关。发病时间多在使用免疫治疗后3个月，联合治疗时垂体炎的发生相对较早（平均30d），单用CTLA-4抑制剂时发生垂体炎的时间为2～3个月，PD-1抑制剂及PDL-1抑制剂多在使用后在3～5个月出现。免疫性垂体炎起病隐匿，临床表现不具有特异性，最常见的症状是头痛和疲劳，其他症状包括神经精神症状（意识模糊、出现幻觉、记忆力减退和情绪波动）、厌食、恶心、腹泻、畏寒、寒战和性欲减退等。

实验室检查是诊断垂体炎的关键。一旦怀疑垂体炎，需要完善激素检查，一般可伴有2～3种激素缺乏，也可出现孤立性的单激素缺乏，促甲状腺激素减少最常见，其次为促肾上腺皮质激素。其中促甲状腺激素减少可能最早出现，这可能是垂体炎发生的早期标志。垂体影像学的改变可早于激素异常改变。30%垂体炎患者MRI可显示为垂体体积中度增大，呈凸形，增强后明显强化，部分不均匀，有时伴垂体柄增粗。部分患者垂体MRI也可无明显异常，因此正常的垂体MRI检查不能排除垂体炎。本例患者在治疗后约6周出现促甲状腺激素降低，MRI未见异常，排除垂体瘤诊断。促甲状腺激素较前持续下降，促肾上腺皮质激素和皮质醇均降低，进一步支持免疫性垂体炎的诊断。

《免疫检查点抑制剂引起的内分泌系统免疫相关不良反应专家共识（2020）》建议依据以下两点进行诊断：①有明确的免疫检查点抑制剂使用史，且垂体炎发病在使用药物以后；②用药前基线垂体功能正常，用药后垂体激素缺乏≥1种（必须有促肾上腺皮质激素或促甲状腺激素）且存在MRI异常，或用药后垂体激素缺乏≥2种（必须有促肾上腺皮质激素或促甲状腺激素）且有头痛及其他症状。依据该诊断标准，结合患者治疗经过和检查结果，综合分析后，该患者可明确诊断为免疫性垂体炎。按照CTCAE分级标准，该患者确诊为免疫性垂体炎CTCAE 3级。

治疗：按照ESMO及CSCO发布的相关免疫治疗毒性管理指南，中断了患者的免疫治疗，经静脉氢化可的松（50mg）治疗后，患者恶心、纳差症状缓解，意识恢复正常，出院后以泼尼松口服替代治疗。

三、小结与体会

①免疫性垂体炎起病隐匿，症状不具特异性，在CTLA-4抑制剂及其联合的双免疫治疗的患者中，发生率更高，发病时间提前。②免疫治疗前和治疗期间，应监测激素水平，应特别注意促甲状腺激素水平（促甲状腺激素降低可能是垂体炎的前驱症状），这对垂体炎的早期诊断十分必要。③垂体MRI检查是诊断免疫性垂体炎重要手段，但无明显异常不能排除垂体炎的可能。④垂体炎的治疗，除患者有严重的耐药性头痛或视觉障碍外，不应给予高剂量全身糖皮质激素。⑤发生垂体炎后，需进行多学科会诊和长期随访。

（童凡　周红霞）

参考文献

[1]BARROSO-SOUSA R, BARRY W T, GARRIDO-CASTRO A C,et al.Incidence of endocrine dysfunction following the use of different immune checkpoint inhibitor regimens[J].JAMA Oncology, 2017,4(2):173-182.

[2]DEL RIVERO J, CORDES L M, KLUBO-GWIEZDZINSKA J, et al. Endocrine-related adverse events related to immune checkpoint inhibitors: proposed algorithms for management [J]. Oncologist. 2020,25(4): 290-300.

[3] 中华医学会内分泌学分会免疫内分泌学组. 免疫检查点抑制剂引起的内分泌系统免疫相关不良反应专家共识(2020)[J]. 中华内分泌代谢杂志, 2021,37(1):1-16.

[4]BYUN D J, WOLCHOK J D, ROSENBERG L M, et al. Cancer immunotherapy-immune checkpoint blockade and associated endocrinopathie[J].Nature Reviews Endocrinology,2017,13(4): 195-207.

病例二　免疫性白癜风病例分析

一、病史

患者，女，67岁，因"膀胱恶性黑色素瘤综合治疗近2年"入院。

患者于2017年7月出现间断尿道滴血，无其他不适。当地医院以"尿道口息肉"治疗，后症状反复出现。2018年8月出现右下肢疼痛，至松滋市人民医院就诊，MRI提示L_4椎体下部及左侧坐骨转移性肿瘤性病变可能性大。遂至我院泌尿外科就诊，膀胱镜见左输尿管管口外上方见菜花状新生物，大小约$1.5cm^2$。取组织活检示膀胱恶性黑色素瘤。免疫组化示P63（－）、P40（－）、P16（＋）、CK7（－）、CK20（－）、Ki67（约40%）、PCK（－）、Syn（－）、CD56（部分＋）、CK19（－）、HMB45（＋）、Melan-A（＋）、SOX10（＋）、S-100（＋）。2018年8月底转至肿瘤科诊治，予以L_4椎体及左侧坐骨转移灶姑息性放疗，PTV 30Gy/10F，并行纳武利尤单抗联合伊匹木单抗治疗8次及唑来膦酸治疗，患者血尿、疼痛症状逐渐缓解。2019年3月予以纳武利尤单抗单药维持治疗1次，4月开始采用信迪利单抗维持治疗，约1个月1次。间断复查CT及膀胱镜，膀胱病灶基本完全消退。

二、诊断与治疗

诊断：①膀胱恶性黑色素瘤骨转移；②宫颈癌术后。

分析：免疫治疗的不良反应可能出现在任何时间，多数出现在治疗后数周至数月。一般皮肤不良反应出现较早。皮肤毒性反应是最常见的irAE。PD-1/PD-L1抑制剂诱发皮肤毒性反应的发生率为30%～40%，CTLA-4抑制剂诱发的发生率可达50%。皮肤毒性反应表现形式多样，包括斑丘疹或丘疹性皮疹、超敏反应、皮肌炎、坏疽性脓皮病、急性全身性皮炎性脓疱病、痤疮样皮疹、光敏反应、急性发热性中性粒细胞增多性皮肤病、大疱性疾病、银屑病、反应性毛细血管增生症（仅卡瑞丽珠单抗）、白癜风（仅黑色素瘤）、黑素细胞痣，其中最常见的是斑丘疹、瘙痒和白癜风；重度或致命性irAE有史-约综合征、中毒性表皮坏死松解症、伴嗜酸性粒细胞增多和系统症状的药疹。PD-1/PD-L1抑制剂相关皮肤irAE中位发病时间为治疗后5周，CTLA-4抑制剂相关皮肤irAE中位发病时间为治疗后3～4周，联合治疗（PD-1/PD-L1抑制剂＋CTLA-4抑制剂）诱发皮肤irAE发病时间最短（中位时间2周），重症病例最多。

三、小结与体会

在进行免疫治疗期间，肿瘤患者出现新发皮疹或瘙痒等症状，建议行皮肤活检以明确病理诊断，同时以皮损面积与体表面积的百分比值定义严重程度。

（蔡君）

参考文献

[1]HERSH E M, DEL VECCHIO M, BROWN M P, et al. A randomized, controlled phase Ⅲ trial of nab-paclitaxel versus dacarbazine in chemotherapy-naïve patients with metastatic melanoma[J].Annals of Oncology,2015,26(11): 2267-2274.

[2]CHAPMAN P B, HAUSCHILD A, ROBERT C, et al. Improved survival with vemurafenib in melanoma with BRAF V600E mutation[J].The New England Journal of Medicine,2011,364(26): 2507-2516.

[3]MCARTHUR G A, CHAPMAN P B, ROBERT C, et al. Safety and efficacy of vemurafenib in BRAF(V600E) and BRAF(V600K) mutation-positive melanoma (BRIM-3): extended follow-up of a phase 3, randomised, open-label study[J].Lancet Oncology,2014,15(3): 323-332.

[4]ROBERT C, RIBAS A, SCHACHTER J, et al. Pembrolizumab versus ipilimumab in advanced melanoma (KEYNOTE-006): post-hoc 5-year results from an open-label, multicentre, randomised, controlled, phase 3 study[J].Lancet Oncology,2019,20(9): 1239-1251.

[5]ASCIERTO PA, LONG GV, ROBERT C, et al. Survival outcomes in patients with previously untreated BRAF wild-type advanced melanoma treated with nivolumab therapy: three-year follow-up of a randomized phase 3 trial[J]. JAMA Oncology,2019,5(2): 187-194.

[6]HODI F S, CHIARION-SILENI V, GONZALEZ R, et al. Nivolumab plus ipilimumab or nivolumab alone versus ipilimumab alone in advanced melanoma (CheckMate 067): 4-year outcomes of a multicentre, randomised, phase 3 trial[J].Lancet Oncology,2018,19(11): 1480-1492.

[7]CARLINO M S, LONG G V, SCHADENDORF D, et al. Outcomes by line of therapy and programmed death ligand 1 expression in patients with advanced melanoma treated with pembrolizumab or ipilimumab in KEYNOTE-006: A randomised clinical trial[J].European Journal Of Cancer,2018,101: 236-243.

[8]HAMID O, ROBERT C, DAUD A, et al. Five-year survival outcomes for patients with advanced melanoma treated with pembrolizumab in KEYNOTE-001[J].Annals of Oncology,2019,30(4): 582-588.

病例三 免疫性心肌炎病例分析

一、病史

患者，男，66岁，因"肺癌综合治疗后发现肌钙蛋白升高1d"来我院就诊。

患者于2021年5月无明显诱因渐起呼吸困难，活动后明显，夜间可平卧，否认胸闷、胸痛及心悸等不适。胸部CT提示心包积液、心脏压塞可能；双侧少量胸腔积液；左肺上叶胸膜下团状软组织密度影，肿瘤可能；纵隔、左肺门淋巴结增大。心脏彩色多普勒超声＋左心功能测定示三尖瓣轻度关闭不全，左前间壁、室壁运动异常，心包腔大量积液，右室受压凹陷（考虑心包填塞），左室舒张功能减低。行心包穿刺置管引流术，考虑左肺恶性肿瘤。心包积液沉渣包埋提示肠型腺癌，考虑肺原发性肠型腺癌。患者自行外购奥西替尼靶向治疗。患者于2021-05-27赴湖北省肿瘤医院就诊。入院后心包积液脱落细胞检查提示考虑腺癌细胞。胸部CT示左肺上叶肿瘤，累及邻近胸膜，左肺上叶尖后段陈旧性肺结核，两侧锁骨上区及纵隔1～5组、7组、8组左肺门多发淋巴结肿大，部分考虑转移。基因检测提示：*EGFR*野生型、ROS1（－），ALK（－）。建议行化疗，但患者及家属拒绝化疗。于我院复查胸部＋上腹部CT（2021-06-15）示左肺腺癌，较前范围增大。患者于2021-06-17、2021-07-09、2021-07-31、2021-08-24开始行PP方案化疗及免疫治疗4个周期。

既往体健，否认糖尿病、高血压、冠心病等特殊病史。

体格检查：体温 36.5℃，脉搏 70 次 /min，呼吸 20 次 /min，血压 120/80mmHg，NRS 评分 0 分，KPS 评分 80 分，意识清楚，双肺呼吸音清，未闻及啰音，心率 70 次 /min，律齐，无杂音，腹软，无压痛，未触及肝大、脾大，双下肢无水肿。

二、诊断与治疗

诊断：左肺上叶腺癌 T2N3M1a（ⅣA 期）。

分析与治疗：依据《中国临床肿瘤学会（CSCO）免疫检查点抑制剂临床应用指南》，无驱动基因突变的非鳞状 NSCLC Ⅳ期患者一线推荐免疫联合培美曲塞和铂类（ⅠA 类）治疗。患者治疗期间复查心肌酶指标均正常，4 个周期的治疗后再次复查心肌梗死 3 项示高敏肌钙蛋白 T（TNT-HS）0.110ng/ml，较正常值超出 10 倍；1d 后再次复查示 TNT-HS 0.150ng/ml，持续升高。心电图示频发室性期前收缩。动态心电图示频发室性期前收缩，偶发房性期前收缩。冠状动脉 CTA（2021-09-16）示右冠主干近段及远段、后降支及后侧支管壁弥漫性斑片状钙化灶，右冠主干近段管腔轻度狭窄；左前降支近段及中段管壁见弥漫性斑片状钙化灶，管腔轻度狭窄。考虑冠心病，给予抗凝调脂治疗。心脏彩色多普勒超声＋左心功能测定示二尖瓣轻度关闭不全，左室舒张功能减低。心内科会诊意见：考虑心肌损害。给予倍他乐克改善室性期前收缩。结合患者既往心电图、心脏彩超、心肌酶、脑钠钛结果。患者此次有心肌酶改变，但无明显呼吸困难、心慌、胸闷、胸痛等症状，患者冠脉虽有轻度狭窄，考虑冠心病诊断成立，但心肌酶升高超过正常值 10 倍，且心电图不支持急性心肌梗死诊断。心内科会诊意见亦考虑心肌损害。结合《中国临床肿瘤学会（CSCO）免疫检查点抑制剂相关的毒性管理指南》，经讨论考虑患者诊断为免疫性心肌炎，分级 G2。基于患者 TNT-HS 进行性升高及动态心电图示频发室性期前收缩，考虑给予甲泼尼龙琥珀酸钠激素治疗［初始剂量 1mg/（kg·d）］，连续 3d 后逐渐减量，之后复查心肌梗死 3 项示指标恢复正常。继续口服泼尼松片 4 周。于 2021-09-29、2021-10-24 开始行第 5、6 周期 PP 方案。之后继续以培美曲塞及抗血管生成药物维持治疗。疗效评估为 PR。

三、小结与体会

免疫检查点抑制剂相关心血管不良反应相对少见，约占所有 irAE 的 6.3%，但有潜在死亡风险，死亡率高达 35%。常见心血管不良反应包括冠状动脉疾病、心力衰竭、心肌炎、房颤和心包疾病，其中心肌炎的死亡率高达 39.7% ～ 50%，位居所有 irAE 的第 1 位。心肌损伤标志物升高往往早于临床症状的发生，与疾病程度呈正相关，主要包括 cTn、Mb、CK、CK-MB，其中 cTn 的特异度最高，阳性率约 90%。cTn 越高，死亡风险越大。此例患者在临床上虽无乏力、心悸、气促等症状，但常规复查心肌酶 TNT-HS 升高超过正常值 10 倍且进行性升高，同时动态心电图示频发室性期前收缩，提示在临床治疗过程中需重视监测相关不良反应的指标，并注重观察患者相关不良反应早期症状及体征，做到早识别、早发现、早治疗。

（罗茜　张瑞光）

参考文献

[1] 中国临床肿瘤学会指南工作委员会. 中国临床肿瘤学会（CSCO）免疫检查点抑制剂临床应用指南 [M]. 北京：人民卫生出版社,2021.

[2] 中国临床肿瘤学会指南工作委员会. 中国临床肿瘤学会（CSCO）免疫检查点抑制剂相关的毒性管理指南 [M]. 北京：人民卫生出版社,2021.

第十七章　新型免疫治疗病例分析

病例一　弥漫大 B 细胞淋巴瘤 CAR-T 细胞治疗病例分析

一、病史

患者，男，46 岁，因"弥漫大 B 细胞淋巴瘤 1 年余，化疗后进展"入院。

患者于 2018 年 4 月发现颈部及腋下包块就诊，不伴发热、盗汗、体重减轻等症状，行颈部包块手术活检，病理示 B 细胞淋巴瘤。2018 年 6 月我院病理会诊：（颈部淋巴结及结外纤维脂肪组织）B 细胞源性淋巴瘤，考虑为弥漫大 B 细胞淋巴瘤（活化 B 细胞来源）。建议必要时行 IgH 及 TCR 基因重排检测。免疫组化：CD20（＋），CD79a（＋），CD21（滤泡树突状细胞网＋），CD7（－），CD5（－），CD10（－），Bcl-6（－），Mum-1（＋），CD3（－），Ki67（70%）。基因重排检测：TCR 基因多克隆增生，IGH 基因多克隆增生。2018 年 6 月 PET/CT 示右侧耳前、左侧咽后间隙、右侧腮腺内、双侧颈部、双侧锁骨上、双侧腋窝、双侧内乳区、双侧肺门、纵隔内、横膈上区、肝门区、门腔间隙、腹膜后区腹主动脉周围、双侧髂血管旁及右侧臀肌间见多发大小不等淋巴结影（较大者长径约 3.1cm），代谢增高（SUV_{max} ＝ 20.2），符合淋巴瘤表现。双侧项部皮下、双侧肩部皮下及背部皮下见多发软组织密度结节影，代谢增高（SUV_{max} ＝ 3.5），考虑淋巴瘤浸润。乳酸脱氢酶 288U/L。骨髓细胞学检查示淋巴细胞中可见幼淋巴细胞，占 2.0%。患者因经费原因拒绝靶向治疗，2018 年 6 月至 2018 年 8 月行 CHOP 方案化疗 4 个周期，化疗后 PET/CT 示淋巴瘤治疗后肿瘤已处于代谢抑制状态。随后患者拒绝继续化疗。2019 年 4 月发现腋下、颈部淋巴结肿大，伴低热。复查后评估为 PD。2019 年 4 月至 2019 年 9 月行 CHOP-E 方案化疗 5 个周期，疗效评估为 SD，患者拒绝静脉化疗。2019 年 10 月行口服 VP-16 胶囊化疗。2020 年 1 月复查发现右侧腋窝淋巴结肿大，评估疗效为 PD。2020 年 1 月至 2020 年 3 月行 Gemox 化疗（其间行美罗华靶向治疗 1 次，因经费原因未持续），2020 年 4 月复查 CT 示右侧腋窝及胸肌间隙淋巴结部分较前增大，疗效评估为 PD。

既往无特殊病史，无家族遗传史，无药物过敏史。无吸烟史，无饮酒史。

体格检查：生命体征平稳，意识清楚，KPS 评分 70 分。双颈部、右腋窝、内侧腹股沟区可及多枚肿大淋巴结，质中，固定，长径约 2cm。双肺呼吸音清晰，未闻及明显干湿啰音及胸膜摩擦音。心界正常，心音有力，律齐，心率 75 次 /min。腹软，无压痛及反跳痛，未触及肿大、脾大，肠鸣音清。双下肢肌力正常，神经反射检查未见异常。

二、诊断与治疗

诊断：弥漫大 B 细胞淋巴瘤化疗后进展，非生发中心型Ⅳ期，IPI 评分 3 分。

分析：弥漫大 B 细胞淋巴瘤是一组具有高度异质性的恶性肿瘤。基于精确分层和个体化治疗，大多数弥漫大 B 细胞淋巴瘤能够被治愈，但仍有约 40% 属于复发 / 难治性弥漫大 B 细胞淋巴瘤。目前靶向 CD19 的 CAR-T 细胞治疗对难治性弥漫大 B 细胞恶性肿瘤的可行性和有效性在多项研究中得到证实，且已成为 NCCN 发布的相关指南中经二线治疗失败的弥漫大 B 细胞淋巴瘤的推荐方案。

治疗：该例患者经标准治疗失败，化疗依从性及耐受性差，且经费有限。经充分沟通病情后，决定参加一项全人源化靶向 CD19 的 CAR-T 细胞治疗临床试验。于 2020 年 4 月再次行穿刺活检，病理（右腋窝淋巴结穿刺活检）示非霍奇金淋巴瘤，倾向弥漫大 B 细胞淋巴瘤。免疫组化：PCK（－），CD3（－），CD5（－），CD20（＋），CD21（滤泡树突状细胞网＋），PAX5（＋），Ki67（50%），Bcl2（＋），Bcl6（－），CD10（－），C-myc（－），MUM1（＋）。第三方病理免疫组化示 CD19 阳性。PET/CT 示双侧咽旁间隙、双侧颈部、右侧锁骨上区、双侧腋窝、右侧胸肌后方、纵隔、腹膜后区腹主动脉周围、双侧髂血管旁及双侧腹股沟区新见多发增大淋巴结，代谢增高（$SUV_{max}=10.09$），符合淋巴瘤浸润表现右侧背部皮下软组织结节，代谢增高，考虑淋巴瘤浸润。于 2020-05-16 至 2020-05-18 进行 FC 方案清淋化疗，2020-05-19 进行 CAR-T 细胞回输，过程顺利，未发生发热、感染、细胞因子风暴等不良反应。2020 年 6 月疗效评估为 CR。PET/CT 示上次显像所见的双侧咽旁间隙、双侧颈部、右侧锁骨上区、双侧腋窝、右侧胸肌后方、纵隔、腹膜后区腹主动脉周围、双侧髂血管旁及双侧腹股沟区多发结节状及块状高代谢病灶已消失，考虑淋巴瘤经治疗后处于明显抑制状态。上次显像所见的右侧背部皮下结节状浓聚影，此次显像已消失。至 2021 年 11 月复查，仍持续 CR 状态。患者治疗前后 PET/CT 图像见图 17-1。

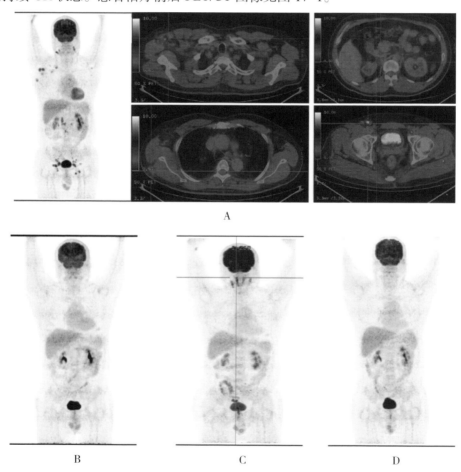

图17-1　患者治疗前后PET/CT图像

A 为基线期，可见全身多发淋巴结肿大；B 为 CAR-T 细胞治疗后 1 个月，示多发肿大淋巴结消退，考虑淋巴瘤经治疗后处于明显抑制状态，评价为 CR；C 为 CAR-T 细胞治疗后 3 个月，评价为 CR；D 为 CAR-T 细胞治疗后 6 个月，仍评价为 CR

三、小结与体会

CAR-T 细胞治疗开启了细胞免疫靶向治疗的新时代，目前已经成为经二线治疗失败的弥漫大 B 细胞淋巴瘤患者的首选推荐方案，但其治疗毒性反应及高复发率仍不容忽视。目前 CAR-T 细胞治疗在我国蓬勃发展，注册临床试验多达数百项，这为更多患者带来了生存机会，但 CAR-T 细胞治疗过程复杂，包括细胞制造、运输、交付及输注过程，需要各机构的协作和监管。同时，开发新一代 CAR-T 及选取更合适的联合治疗手段仍迫在眉睫。

（胡胜）

参考文献

[1]KOCHENDERFER J N, DUDLEY M E, KASSIM S H, et al. Chemotherapy-refractory diffuse large B-cell lymphoma and indolent B-cell malignancies can be effectively treated with autologous T cells expressing an anti-CD19 chimeric antigen receptor[J].Journal of Clinical Oncology,2015,33(6):540-549.

[2]WEI J, GUO Y, WANG Y, et al. Clinical development of CAR T cell therapy in China: 2020 update[J]. Cellular & Molecular Immunology,2021,18(4):792-804.

[3]HONG M,CLUBB D J,CHEN Y Y .Engineering CAR-T cells for next-generation cancer therapy[J].Cancer Cell,2020,38(4):473-488.

病例二　免疫治疗耐药后再挑战治疗病例分析

一、病史

患者，男，46 岁，因"右肺腺癌综合治疗后 5 个月"入院。

患者于 2021 年 5 月底因"咳嗽、胸背疼痛"行胸部 CT 发现右肺上叶肺癌，累及右侧肋胸膜；纵隔多发淋巴结肿。行肺穿刺活检，病理示低分化腺癌。参加临床研究，完善检查，腹盆腔 CT、颅脑 MRI、骨扫描未见转移。诊断：右肺低分化腺癌伴纵隔淋巴结转移 T4N3M0，*EGFR*、*ALK*、*ROS-1* 阴性。2021-06-24、2021-07-15 开始行免疫药物＋抗血管生成药物＋培美曲塞＋卡铂治疗 2 个周期。第 2 周期后患者出现咯血、Ⅲ度骨髓抑制及肺部感染，经对症治疗后好转，疗效评估为 SD。但因患者贫血明显未能进行抗肿瘤治疗。2021 年 10 月初复查胸部 CT 示右肺上叶肿瘤较前增大，评估为 PD。患者贫血（血红蛋白 62g/L），合并肺部感染，一般情况欠佳，建议姑息治疗。患者及家属强烈要求抗肿瘤治疗，经反复沟通病情与风险，并积极对症支持治疗后，贫血稍好转（血红蛋白 75g/L）。

既往无特殊病史，无家族遗传史，无药物过敏史。有吸烟史，无饮酒史。

体格检查：生命体征平稳，意识清楚，KPS 评分 80 分，双肺呼吸音清晰，未闻及明显干湿啰音及胸膜摩擦音。心界正常，心音有力，律齐，心率 75 次 /min。腹软，无压痛及反跳痛，未触及肝大、脾大，肠鸣音清。双下肢肌力正常，神经反射检查未见异常。

二、诊断与治疗

诊断：右肺低分化腺癌伴纵隔淋巴结转移 T4N3M0。

分析与治疗：患者一线治疗后进展，合并咯血、重度贫血、阻塞性肺炎，化疗耐受性差。根据相关指南，建议姑息治疗，但患者及家属治疗意愿强烈，基于现有的循证医学证据、病情及经济情况，选择更换 PD-1 单抗进行免疫治疗再挑战治疗。目前国内已批准 7 种 PD-1 单抗和 4 种 PD-L1 单抗，不同 PD-1 单抗之间存在细微结构及生物学特性差异，尤其是氨基酸结合位点，这种结合位点的差别会导致以下差异：①结合亲和力、结合和解离的速度不同；②结合接触面不同，受体占位率存在差异。另外由于抗体人源化程度不同，不同抗体的免疫原性也不同，引起抗药物抗体的程度不同。免疫治疗耐药后再挑战治疗目前尚无统一标准，且难以进行大规模临床试验验证，该病例在短时间内使用不同 PD-1 单抗产生不同疗效，存在偶然性，缺少确切解释，但为免疫治疗耐药后再挑战治疗提供了一些新的思路。此外，化疗对免疫治疗的影响是双向的，正向影响包括引起免疫原性细胞死亡、增加新抗原、耗竭调节性 T 细胞和 MDSC 等、促进肿瘤微环境向"热肿瘤"转化；负面影响如过高强度的化疗可能引起免疫抑制，加重不良反应引起治疗中断。基于上述依据，考虑 4 个周期其他免疫单药治疗后患者肺部病灶影像负荷变化不明显，一般状况良好，后续给予免疫联合紫杉醇治疗，患者化疗耐受可，第 1 周期治疗后患者贫血改善，一般情况好转。2 个周期后复查评估为 SD（缩小），4 个周期后评估为 SD。患者治疗前后胸部 CT 图像见图 17-2。

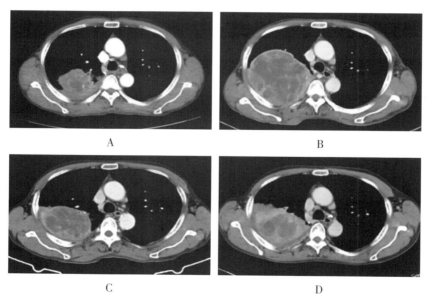

图17-2 患者治疗前后胸部CT图像

A 为一线治疗前，示右肺上叶肿块；B 为一线治疗后，示右肺上叶肿块增大，评估为 PD；C 为再挑战治疗 2 个周期后，示肺部肿瘤明显缩小，评估为 SD；D 为再挑战治疗 4 个周期后，评估为 SD

三、小结与体会

随着免疫治疗的广泛应用，相关的耐药原因引起越来越多的关注，但这些原因错综复杂、动态变化、相互依存。免疫治疗没有绝对禁忌证，在特定情况下，更换药物进行再挑战治疗可能产生意想不到的疗效。此外，患者及家属的参与在治疗中起着重要的作用。

（胡胜）

参考文献

[1]NA Z, YEO S P, BHARATH S R, et al. Structural basis for blocking PD-1-mediated immune suppression by therapeutic antibody pembrolizumab[J].Cell Research,2017,27(1):147-150.

[2]HIGEL F,SEIDL A,SÖRGEL F, et al.N-glycosylation heterogeneity and the influence on structure, function and pharmacokinetics of monoclonal antibodies and Fc fusion proteins[J].European Journal of Pharmaceutics and Biopharmaceutics,2016,100:94-100.

[3]PASSARO A, BRAHMER J, ANTONIA S, et al. Managing resistance to immune checkpoint inhibitors in lung cancer: treatment and novel strategies[J].Journal of Clinical Oncology,2022,40(6):598-610.

[4]DIEGO S,L J P,MARIANO P, et al.Paradigms on immunotherapy combinations with chemotherapy[J]. Cancer Discovery,2021,11(6):1353-1367.

病例三　小细胞肺癌 TIGIT 联合 PD-L1 抗体治疗病例分析

一、病史

患者，男，55 岁，因"体检发现左肺占位 10d"入院。

患者于 2021 年 5 月因糖尿病定期体检时发现左肺门占位。2021-05-04 于当地医院行超声支气管镜检查，病理示神经内分泌癌。免疫组化示 PCK（核旁点＋），CAM5.2（核旁点＋），TTF-1（＋），CD56（＋），Syn（部分＋），CgA（＋），NSE（＋），NapsinA（－），P40（－），CK5/6（－），P63（局部弱＋），LCA（－），Ki67（约 50%）。2021-05-10 行 PET/CT 示左肺上叶肺门旁浅分叶软组织团块，代谢增高；左肺上叶尖段支气管旁不规则结片灶，局部支气管闭塞，代谢增高；左肺门近上段叶支气管开口处稍大淋巴结，代谢增高。符合左肺门旁神经内分泌癌，伴左肺上叶尖段支气管旁及左肺门淋巴结转移。遂至我院就诊。2021-05-17 行肺部增强 CT，示左肺上叶近肺门肿块影，考虑恶性肿瘤性病变伴双肺转移，左肺上叶癌性淋巴管炎，肺门淋巴结转移可能性大，左侧胸腔少许积液。2021-05-20 行脑增强 MRI，未见转移。我院病理会诊示小细胞肺癌。

既往 2 型糖尿病史 2 年，口服二甲双胍及阿卡波糖，控制可。吸烟史 20 年，大于 400 支 / 年。无饮酒史。

体格检查：生命体征平稳，意识清楚，KPS 评分 80 分，浅表淋巴结未触及明显肿大，心、肺、腹及神经反射检查均未见异常。

二、诊断与治疗

诊断：左肺小细胞肺癌 cT4（左肺上叶动脉受累）N2M1a（双肺转移），广泛期。

分析：约 70% 的 SCLC 患者确诊时为广泛期，化疗的效果有限，生存前景较差（中位 OS 约为 10 个月）。近年来，免疫检查点抑制剂在两项不同的研究中被证实对广泛期 SCLC 有临床疗效，特别是在一线治疗中，可改善患者的 OS 至 1 年以上。目前推荐的标准一线治疗是 PD-L1 抗体联合含铂双药化疗作为诱导治疗，随后使用 PD-L1 抗体维持治疗。

尽管取得了这些进展，但大多数广泛期 SCLC 患者仍在现有治疗方案上发生疾病进展。因此，人们依然在探寻实现更好的长期生存率的新治疗策略。在目前的核心治疗中加入免疫调节剂是进一步改善晚期 SCLC 患者预后的策略。抑制性免疫受体 TIGIT 已被证实可抑制肿瘤相关淋巴细胞的功能。基因缺陷小鼠和阻断抗体的早期非临床研究结果显示了 TIGIT 在调节性 T 细胞应答中的关键作用。这些数据共同支持 TIGIT 联合 PD-L1 治疗可在 SCLC 中重新激活抗肿瘤免疫，为患者提供临床获益的假说。

治疗：经患者知情同意后，患者参加临床试验，使用的方案为 PD-L1 单抗加 EC 方案化疗联合 TIGIT 阻断抗体诱导治疗 4 个周期后，使用 PD-L1 单抗加 TIGIT 阻断抗体维持治疗。患者在 2021 年 5—8 月进行 4 个周期的治疗，2 个周期及 4 个周期治疗后疗效评估为 PR。其后进行维持治疗。患者治疗前后肺部增强 CT 图像见图 17-3。

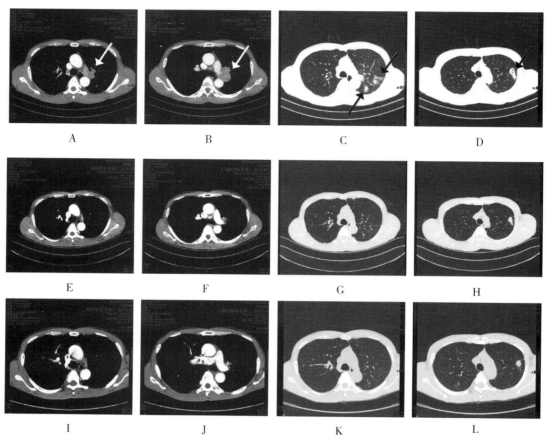

图17-3　肺部增强CT图像

A～D 为基线，A、B 中箭头示肿瘤病灶位于左肺上叶，C、D 中箭头示左肺门淋巴结明显增大；E～H、I～L 分别为 2 个周期和 4 个周期治疗后，可见左肺上叶病灶及左肺门淋巴结较前明显缩小

三、小结与体会

广泛期 SCLC 在既往化疗时代取得的疗效欠佳，患者病情进展迅速，生存期短。近年来免疫检查点抑制剂 PD-L1 阻断抗体的应用为广泛期 SCLC 的治疗带来突破，中位 OS 首次超越 1 年。在此基础上，联合新型免疫治疗有望进一步提高广泛期 SCLC 的疗效。

（童凡　杨宇辉）

参考文献

[1]SOCINSKI M A, SMIT E F, LORIGAN P,et al.Phase Ⅲ study of pemetrexed plus carboplatin compared

with etoposide plus carboplatin in chemotherapy-naive patients with extensive-stage small-cell lung cancer[J]. Journal of Clinical Oncology,2009,27:4787-4792.

[2]HORN L, MANSFIELD A S, SZCZESNA A,et al.First-line atezolizumab plus chemotherapy in extensive-stage small-cell lung cancer[J].The New England Journal of Medicine,2018,379:2220-2229.

[3]PAZ-ARES L, DVORKIN M, CHEN Y,et al.Durvalumab plus platinum-etoposide versus platinum-etoposide in first-line treatment of extensive-stage small-cell lung cancer (CASPIAN): a randomised, controlled, open-label, phase 3 trial[J].The Lancet,2019,394:1929-1939.

[4]MANIERI A N,CHIANG Y E,GROGAN L J .TIGIT: a key inhibitor of the cancer immunity cycle[J].Trends in Immunology,2016,38(1):20-28.

[5]JOHNSTON J R,COMPS-AGRAR L,HACKNEY J, et al.The immunoreceptor TIGIT regulates antitumor and antiviral CD8[+] T cell effector function[J].Cancer Cell,2014,26(6):923-937.

[6]YAOLIN X,GUOYUAN C,ZHONGXIU J, et al.Survival analysis with regard to PD-L1 and CD155 expression in human small cell lung cancer and a comparison with associated receptors[J].Oncology letters,2019,17(3):2960-2968.